2017年
麻醉药理学进展

主　编　戴体俊　徐礼鲜　胡兴国

副主编　杨宝学　鲁开智　高　灿

人民卫生出版社

图书在版编目（CIP）数据

2017 年麻醉药理学进展/戴体俊，徐礼鲜，胡兴国
主编. —北京：人民卫生出版社，2017
ISBN 978-7-117-25121-1

Ⅰ. ①2… Ⅱ. ①戴…②徐…③胡… Ⅲ. ①麻醉
学-药理学-文集 Ⅳ. ①R971-53

中国版本图书馆 CIP 数据核字（2017）第 216590 号

人卫智网	www.ipmph.com	医学教育、学术、考试、健康，
		购书智慧智能综合服务平台
人卫官网	www.pmph.com	人卫官方资讯发布平台

2017 年麻醉药理学进展

主　　编：戴体俊　徐礼鲜　胡兴国
出版发行：人民卫生出版社（中继线 010-59780011）
地　　址：北京市朝阳区潘家园南里 19 号
邮　　编：100021
E - mail：pmph @ pmph. com
购书热线：010-59787592　010-59787584　010-65264830
印　　刷：三河市尚艺印装有限公司
经　　销：新华书店
开　　本：787×1092　1/16　印张：10
字　　数：243 千字
版　　次：2017 年 10 月第 1 版　2017 年 10 月第 1 版第 1 次印刷
标准书号：ISBN 978-7-117-25121-1/R·25122
定　　价：48.00 元

打击盗版举报电话：010-59787491　E-mail：WQ @ pmph. com
（凡属印装质量问题请与本社市场营销中心联系退换）

前　言

　　继《2012 年麻醉药理学进展》《2014 年麻醉药理学进展》《2015 年麻醉药理学进展》《2016 年麻醉药理学进展》之后,《2017 年麻醉药理学进展》又与大家见面了。在这本进展中,徐礼鲜、杨宝学、高灿、鲁开智、李军、胡兴国、高鸿、沈甫明、张锋、王立伟等著名专家及其团队,还有后起之秀赵鸽、宋苏沛等贡献了自己的最新研究成果,希望能为读者带来一定的参考和帮助。

　　鉴于现有的多种药理实验方法学书籍中,对麻醉药理学实验方法介绍较少且陈旧,本进展介绍了多种常用的、稳定性好且较新颖实用的实验方法,以期对读者的实际工作有所帮助。

　　中医药学是中华民族的伟大宝库。为促进中医药麻醉药理学研究,我们在《2016 年麻醉药理学进展》中的第一篇,刊登了中国药理学会麻醉药理学专业委员会副主任委员、河北医科大学中西医结合学院院长任雷鸣教授团队根据多年研究结果撰写的文章《植物药对化学药物体内过程影响的研究进展》。本期进展刊登了中国药理学会麻醉药理学专业委员会主任委员戴体俊教授的《中药麻醉的回顾与思考》,希望唤起对“中药麻醉”的回忆,思考如何加强中医药麻醉药理学研究。《麻醉药理学简史初探》简要回顾了麻醉药理学简史,初次提出分期标准,旨在抛砖引玉,引起注意和讨论,共同充实、修正和提高,谱写出麻醉药理学的光辉历史。

中国药理学会麻醉药理学专业委员会主委　**戴体俊**

2017 年 2 月 24 日

目 录

网络增值服务

人卫临床助手
中国临床决策辅助系统
Chinese Clinical Decision Assistant System

扫描二维码,
免费下载

1 丙泊酚输注不良事件

1. 西安医学院基础医学研究所,陕西 西安 710021;
2. 第四军医大学口腔医院,陕西 西安 710032

徐浩[1],徐礼鲜[2]

作者简介

徐浩,博士,现任西安医学院基础医学部副教授,中国药理学会麻醉药理学会青年委员。曾获国家自然科学基金青年项目、陕西省自然科学基金各 1 项,在国内外发表学术论文 21 篇,其中 SCI 收录 8 篇,获中华口腔医学会科技奖二等奖 1 项,排名第 5。

徐礼鲜(通讯作者),现任第四军医大学口腔医学研究所副所长,麻醉科教授,博士生导师,享受政府特殊津贴专家,全国优秀科技工作者,"全国麻醉杰出研究奖"获得者。现任亚洲齿科麻醉学术联盟常务理事,中华口腔医学会镇静镇痛专业委员会主任委员,西安麻醉学会主任委员。曾以第一作者身份获各种科研基金 21 项,发表学术论文 327 篇,其中 SCI 收录 63 篇。以第一完成人身份获国家科技进步二等奖、军队科技进步一等奖、陕西省科技进步一等奖、军队医疗成果和中华口腔医学会科技奖二等奖各 1 项。

摘要 背景 丙泊酚是临床用于全身麻醉诱导和维持的首选药物,也是 ICU 和门诊有创治疗、有创检查、电复律和电休克等用于镇静的常用药物。然而,丙泊酚在临床广泛应用的同时,也呈现出一些不容忽视的不良事件。**目的** 通过引起丙泊酚不良事件的原因分析,为临床更安全使用提供参考。**内容** 收集丙泊酚在临床应过程中发生的有关心血管系统、神经系统、消化系统、免疫系统、血液系统等不良事件的相关论文进行分析和总结。**趋向** 丙泊酚输注不良反应发生率虽然不高,但临床应用极为广泛,有些不良事件如发现不及时或处理失当已成为临床严重的安全隐患。

关键词:丙泊酚;不良事件;防治措施

丙泊酚(Propofol)作为一种镇静和静脉麻醉药,在临床使用已二十余年,因其具有起效快、时效短、可控性强等药理特点,在临床麻醉、镇静和ICU已成为常用药物。然而,与丙泊酚输注相关的不良事件时有发生[1]。2006年CCIS根据多中心报道的丙泊酚输注不良事件发生率排序为注射痛(5.2%)、恶心呕吐(5.2%)、躁动(1.3%)、低血压(1.1%)、心动过缓(0.4%)、高血压(0.3%)、皮疹(0.2%)、意识错乱(0.2%)、咳嗽(0.2%)、致幻(0.2%)、心动过速(0.2%)和喉痉挛(0.1%),严重罕见事件为输注综合征[2,3]。

1 心血管不良事件

主要是低血压、心率减慢和一过性Ⅱ度Ⅰ型(Mobitz-Ⅰ)房室传导阻滞[4]。对2046例患者观察,9%的患者在丙泊酚全身麻醉诱导后0~10分钟发生严重的剂量相关性低血压[2]。丙泊酚输注引起的低血压发生预测因素包括患者ASAⅢ~Ⅳ、基础MAP<70mmHg、年龄≥50岁、同时合用阿片或苯二氮䓬类药物。有学者提出低血容才是诱导时产生低血压的主要原因,与丙泊酚剂量相关的证据并不充足。当丙泊酚血药浓度大于时2.0um/ml时对呼吸循环的影响非常明显,心率明显下降,随注射浓度的增加起效时间缩短,抑制也随之加重,而术前用阿托品的患者低血压、心动过缓的发生率明显降低。

2 神经系统不良事件

中枢神经异常兴奋是丙泊酚麻醉后的较常见不良事件,临床表现形式主要有角弓反张、张力障碍、咬肌痉挛、广泛强直性阵挛发作、手足徐动症、指痉挛、异常活动、癫痫发作等。严重的神经异常兴奋,在丙泊酚麻醉后可出现肌肉抽动、谵妄[5]。

3 消化系统不良事件

丙泊酚脂溶剂长期输注后会引起高甘油三酯血症[6],继而发生急性胰腺炎。急性胰腺炎死亡率很高,是丙泊酚使用的潜在危险。当患者持续接受丙泊酚超过72小时后,可能会发生高甘油三酯和急性胰腺炎,而又有一些病例被报道仅使用了单次的丙泊酚诱导剂量就发生了急性胰腺炎,并且没有发生高甘油三酯。

4 免疫系统不良事件

临床发现丙泊酚脂溶剂引起过敏反应的报道[7],对免疫是有影响的,有研究认为丙泊酚对淋巴细胞反应性和中性粒细胞功能都有影响[8]。丙泊酚的脂肪溶剂也可能是免疫抑制的原因,危重患者持续输注丙泊酚48小时即可引起血清促炎性因子的产生IL-1、IL6和TNF-α浓度显著升高[9],这说明长期输注丙泊酚易引起感染概率的上升。

5　血液系统不良事件

丙泊酚的脂肪乳剂能引起凝血和纤维蛋白溶解作用的变化,激肽释放酶-激酶-缓激肽被激活[10],引起低血压的发生,同时凝血Ⅻa因子激活,激肽释放酶升高,血液出现高凝状态。

6　其他不良事件

6.1　注射痛　丙泊酚注射痛是输注丙泊酚时最常见的并发症,其机制可能由于丙泊酚属于芳香类物质,对组织有一定的刺激作用.当血管接触了丙泊酚后激活了某些致痛物质,如缓激肽等,从而导致了疼痛,具体的致痛机制仍不明确。预防丙泊酚注射痛常用的物理方法有降低丙泊酚温度(4℃)、稀释、选择粗大静脉注射、加快注射速度等,但效果仍有争议。药物方法有注射丙泊酚之前给予全身镇痛药和局部采用局部麻醉或抗过敏药物。另有研究表明,5-HT3受体拮抗剂能有效降低丙泊酚注射痛的发生率和严重程度[11]。

6.2　代谢异常　主要是指高甘油三酯、高血糖、酮体尿。丙泊酚的脂肪乳剂在长时间使用时机体对脂肪的代谢发生障碍,出现高甘油三酯血症,随之因脂肪提供了较大的能量,引起血糖的升高和酮体尿,因此在ICU长期使用丙泊酚镇静时,应做好血糖、血脂的监测,发现异常及时处理[12]。

6.3　感染　丙泊酚溶液含有甘油、纯化卵磷脂、豆油和水等成分.适宜于多数细菌和真菌生长。FDA于1989年9月批准在美国使用丙泊酚,1990年5~6月疾病控制中心(centers for disease control,CDC)就收到来自4个州关于术后手术部位和非手术部位感染突然增多的报告。为此对其中7所医院进行追踪调查术后感染病例明显多于调查前,对各种因素调查分析结果表明丙泊酚的使用是与术后感染增多的唯一相关因素。1996年制药厂在丙泊酚注射液中加入了乙二胺四醋酸,有效地减少了感染的发生[13]。在感染过程中,丙泊酚改变了全身细胞因子和趋化因子的表达,并通过抑制感染的免疫效应细胞的招募和(或)活性,使机体清除细菌的能力下降[14]。

6.4　恶心、呕吐　使用丙泊酚后会出现恶心呕吐,这是丙泊酚的一种不良反应,然而,近期研究发现丙泊酚很大程度地减少了静脉麻醉术后恶心呕吐的发生。总之,丙泊酚有较多不良事件,具体的机理都不是非常明确。但是丙泊酚具有很多优点,在临床应用广泛,随着不良事件研究的深入,将给临床安全应用丙泊酚提供更多的参考[2]。

6.5　输注综合征　丙泊酚输注综合征(propfol infusion syndrome,PIS)是指长时间(超过48小时)、大剂量[超过4mg/(kg·h)]的输注丙泊酚的罕见并发症。PIS最初发现于儿童,后来在重症成年患者中也观察到这种现象。主要表现为:高钾血症、高脂血症、代谢性酸中毒、肝大或肝脏脂肪浸润、横纹肌溶解、不明原因的心律失常、难治性心力衰竭,甚至导致患者死亡,其死亡率相当高[15]。

6.5.1　PIS的发生机制　长时间大剂量输注丙泊酚后发生PIS时,基本上所有的患者都表现出极其相似的发生、发展过程,因此逐渐受到关注。但其发病机制还不清楚,根据病例分析,可能有下列原因。

6.5.1.1 丙泊酚的心血管抑制作用 丙泊酚对心血管系统有一定的抑制作用,表现为心肌收缩率下降,动脉血压下降,外周血管阻力下降,左室充盈压及心输出量下降,其可能的机制有:①丙泊酚可抑制胞膜 L-型钙离子通道,阻止钙内流及钙从肌浆网释放,使细胞内钙浓度下降,从而抑制心肌兴奋收缩耦联,引起收缩力下降及血管扩张;魏敏杰等报道丙泊酚具有明显降低 NE 和 5-HT 诱导的细胞内钙升高和显著抑制 IP3 生物合成的作用,提示丙泊酚舒张血管平滑肌作用与其抑制 IP3 介导的细胞内钙释放作用机制密切相关;②血管内皮细胞释放 NO,后者是强的血管扩张剂,可能是血管扩张和低血压的主要原因之一;③对心肌 β 受体的抑制,丙泊酚能引起 β 肾上腺素能反应性降低而使心功能下降;④丙泊酚可重新调定压力感受器反射,而且抑制交感神经中枢,迷走神经相对亢进;⑤丙泊酚对 M 受体的亲和力大,增加 NO 的产生,引起负性变时、负性传导及负性肌力的作用。

6.5.1.2 丙泊酚的代谢产物 丙泊酚代谢产物也可能是诱发综合征发生的另一个原因。据报道 1 例 10 个月大男性患儿,给予丙泊酚[平均输注速率 $10mg/(kg \cdot h)$]50 小时后出现了丙泊酚输注综合征的症状。用气相色谱仪检测患儿的血浆,检测到一种可能是丙泊酚代谢产物的物质。作者认为,这种代谢产物可减弱肌肉组织中线粒体内细胞色素氧化酶的活性,从而引起乳酸酸中毒[12,15]。

6.5.1.3 丙泊酚对线粒体呼吸链的抑制 丙泊酚对线粒体呼吸链的影响,可能导致综合征的发生。在鼠肝实验中,研究发现随着丙泊酚浓度的增加,肝线粒体琥珀酸呼吸链各组分活性逐渐降低,ATPase 逐渐下降。高浓度时对还原型辅酶(NADH)呼吸链出现明显损伤作用,使线粒体内膜呼吸链电子传递活性降低,利用氧的能力降低。研究认为丙泊酚具有解耦联作用,降低线粒体氧化磷酸化功能[15]。

6.5.1.4 丙泊酚对脂类代谢的影响 丙泊酚主要是以乳剂为载体,长时间输注就会伴随着血脂水平(尤其是甘油三酯)的升高,乳剂中的长链甘油三酯是引起血脂升高的主要因素。此外,机体在应激状态下可能导致与血脂清除和代谢有关的酶系统改变,使机体代谢和消除脂肪的能力下降,这时输注丙泊酚就会加重机体的脂肪负荷和代谢紊乱,可能导致高脂血症。有研究认为 PIS 是由于游离脂肪酸进入线粒体受抑制以及线粒体呼吸链功能衰竭导致的游离脂肪酸代谢障碍所致。但是丙泊酚对脂质代谢的影响,过去认为是由于丙泊酚的脂溶性溶剂的影响,长时间大剂量输注引起脂质的蓄积而导致高脂血症[16]。丙泊酚对脂类代谢的影响与给药量和给药持续时间有关。高脂血症可致高铁血红蛋白血症,使红细胞失去携氧能力,致使全身组织细胞缺氧而引起各器官系统功能受损。

6.5.2 PIS 的防治措施 丙泊酚输注综合征的大部分资料来源于病例报道,迄今为止,丙泊酚导致 PIS 的原因尚待证实,但是临床上有必要开始寻找更为安全有效的丙泊酚输注方案及对 PIS 的防治措施。对目前资料的分析发现,在丙泊酚输注速率低于 $4mg/(kg \cdot h)$ 或短时间内使用时没有丙泊酚输注综合征出现。因此,丙泊酚输注综合征是可以预防的。在 ICU 应当尽量避免长时间大剂量应用丙泊酚进行镇静治疗。确实需要应用时应当非常谨慎,并及时检查患者血中肌红蛋白和肌酸激酶的浓度、血清乳酸浓度、血钾、血脂等,并需观察是否有给予正性肌力药的必要;发现不明原因的心律失常、代谢性酸中毒、高钾血症及高脂血症等表现时,应当及时降低用药量,甚至停药;如果这种大剂量输注需要维持3天以上,最好改用戊巴比妥类等作用时间长的药物,以避免丙泊酚输注综合征的发生。由于机制不清楚,在丙泊酚输注综合征的治疗上也没有进展。一旦发生丙泊酚输注综合征,唯一有效的治疗是立即停止输注丙泊酚,同时给予各种支持疗法和血液透析[17,18]。

综上所述,尽管丙泊酚被视为是一种安全有效的静脉麻醉药,但必须强调使用的安全性。鉴于以上情况:丙泊酚持续输注应避免长时间输注(超过48小时)和大剂量[超过 $4mg/(kg \cdot h)$]以减少PIS的发生,在取得理想药效的同时,最大限度地降低药物的不良反应。

参 考 文 献

[1] 苗玉良,张鸿飞,时文珠.丙泊酚输注综合征.中国急救医学,2006,26(1):53-55.

[2] 杨沁岩,郑宏.丙泊酚输注相关不良事件的研究进展.新疆医学,2008,38(1):35-38.

[3] Chen L,Lim FA. Propofol infusion syndrome:a rare but lethal complication. Nursing. 2014,44(12):11-13.

[4] Krajcova A,Waldauf P,Andel M,et al. Propofol infusion syndrome:a structured review of experimental studies and 153 published case report. Crit Care,2015,19:398.

[5] Kam PC,Cardone D. Propofol infusion syndrome. Anaesthesia,2007,62(7):690-701.

[6] 林培容,黄宇光.长时间输注丙泊酚可能的风险—丙泊酚输注综合征.临床麻醉学杂志,2004,20(4):250-253.

[7] Motoyama Y,Izuta S,Maekawa N,et al. Case of anaphylactic reaction caused by sugammadex. Masui,2012,61(7):746-748.

[8] Cao YL,Zhang W,Ai YQ,et al. Effect of propofol and ketamine anesthesia on cognitive function and immune function in young rats. Asian Pac J Trop Med,2014,7(5):407-411.

[9] Nie Y,Lu YX,Lv LH. Effect ofpropofol on generation of inflammatory mediator of monocytes. Asian Pac J Trop Med. ,2015,8(11):964-970.

[10] Bryan AJ,Angelini GD,Hillier J,et al. The effects of propofol cardioplegia on blood and myocardial biomarkers of stress and injury in patients with isolated coronary artery bypass grafting or aortic valve replacement using cardiopulmonary bypass:protocol for a single-center randomized controlled trial. JMIR Res Protoc,2014,3(3):e35.

[11] Wang W,Zhou L,Wu LX,et al. 5-HT3 receptor antagonists for propofol injection pain:A meta-analysis of randomized controlled trials. Clin Drug Investig,2016,36(4):243-253.

[12] Jiang W,Yang ZB,Zhou QH,et al. Lipid metabolism disturbances and AMPK activation in prolonged propofol-sedated rabbits under mechanical ventilation. Acta Pharmacol Sin,2012,33(1):27-33.

[13] 唐胜平.丙泊酚的少见不良反应.国外医学:麻醉学与复苏分册,2001,21(1):41-43.

[14] Visvabharathy L,Xayarath B,Weinberg G,et al. Propofol Increases host susceptibility to microbial Infection by reducing subpopulations of mature immune effector cells at sites of infection. PLoS One. ,2015,10(9):e0138043.

[15] Fudickar A,Bein B. Propofol infusion syndrome:update of clinical manifestation and pathophysiology. Minerva Anestesiol,2009,75(5):339-344.

［16］Vanlander AV，Okun JG，De Jaeger A，et al. Possible pathogenic mechanism of propofol infusion syndrome involves coenzyme q. Ochsner J，2014，14（3）:434-447.

［17］Milhomme D. Propofol infusion syndrome. Diagnosis and clinical surveillanc. Perspect Infirm，2013，10（4）: 48-55.

［18］方仲蓉，王伟鹏. 丙泊酚输注综合征. 心血管外科杂志（电子版），2013，2（4）:189-192.

2 吸入麻醉药对神经损伤保护作用及其机制的研究进展

1. 西安医学院,陕西 西安 710021;
2. 第四军医大学口腔医院,陕西 西安 710032
徐浩[1],邓斌[2]综述,徐礼鲜[2]审校

作者简介

见前。

摘要 **背景** 全身麻醉药对中枢神经系统作用机制的研究正不断深入,但有关吸入麻醉对神经损伤的保护作用和毒性作用的研究尚无定论,极有可能存在神经保护和神经毒性的双向作用。**目的** 通过分析临床常用吸入麻醉药预处理和后处理的研究结果,为吸入麻醉药神经损伤保护作用提供理论支持。**内容** 收集异氟烷、七氟烷、地氟烷预处理、后处理神经保护作用的相关论文,从分子生物学、神经化学、电生理、形态学、行为学和脑功能学等多方面进行归纳、分析和总结。**趋向** 吸入麻醉药在临床常规麻醉深度和非长时间暴露条件下,主要发挥神经保护作用。

关键词:吸入麻醉药;神经保护作用;机制;预处理;后处理

随着人们对吸入性麻醉认识的不断深入,目前,吸入性麻醉药已广泛用于外科手术的全身麻醉,除了麻醉作用外,还有许多非麻醉的药理性作用。近年来的研究发现,吸入麻醉药的神经保护作用也得到普遍认可。特别是近些年来吸入麻醉药预处理(volatile anesthetics preconditioning,VAPC)和后处理(volatile anesthetics postconditioning,VAPO)[1]概念的提出及其相关机制的深入研究,为中枢神经系统(central nervous system,CNS)损伤等疾病的治疗提供了重要的解决方法。新近研究发现,1.5%异氟烷和2%的七氟烷预处理,可以分别减轻脑缺血诱导的炎症反应、脂质过氧化程度以及组织损伤,并且能够下调促凋亡分子的表达,上调抗凋亡分子的表达[2]。McAuliffe,JJ等表明,8.4%地氟烷、1.8%异氟烷以及3.1%七氟烷可以提高缺氧处理后小鼠的认知能力,这可能与其对脑边缘系统和纹状体的保护作用有

关[3]。因此,本文主要对吸入麻醉药的神经保护作用及相关机制进行综述。

1 吸入麻醉药预处理

1.1 异氟烷(isoflurane)预处理的神经保护作用 异氟烷具有神经保护作用已经得到大量证实。现有研究表明,较低浓度的异氟烷预处理能够在较短的损伤时间内对中度的缺血损伤产生保护作用。Yin,X 等发现,七氟烷预处理对脊髓缺血再灌注损伤具有保护作用[4];Gigante PR 等证实,1%的异氟烷预处理对早期的颅内出血具有保护作用[5];Johnsen D 等发现,3%异氟烷预处理能够对氧糖剥夺的小鼠具有神经保护作用,但是这种保护作用与性别有关[6],同时对氧糖剥夺的星形胶质细胞已具有保护作用[7]。McMurtrey,R J 等观察到,2%的异氟烷预处理 30 分钟可以减轻氧糖剥夺后海马神经元乳酸脱氢酶的释放[8]。Li,L 证实,2.2%异氟烷预处理可以改善局灶性脑缺血后短时程和长时程的神经学评分,并且可以减少凋亡细胞数目,并推测可能与抗凋亡蛋白 Bcl-2 水平相关,而 12%地氟烷则无此作用[9]。

但也有实验发现异氟烷对局灶性或全脑缺血几乎无神经保护作用,甚至使之恶化。Ritz MF 等发现,虽然异氟烷预处理可以减轻谷氨酸的释放,但却使大鼠 MCAO 模型的脑组织水肿更加严重[10]。这些可能与异氟烷使用剂量、中枢神经系统损伤程度等有关,即较低浓度的异氟烷,能够在较短的损伤时间内,对中度脑缺血或脑损伤有保护作用。

1.2 七氟烷(sevoflurane)预处理的神经保护作用 七氟烷于 1968 年由 Regan 合成,1986 年完成三期临床试验,1990 年首先由日本的药监部门批准临床使用。七氟烷作为一种新型的吸入全身麻醉药,是一种无色透明、芳香无刺激液体;其化学性质不稳定,与碱石灰接触可产生 5 种分解产物;4%浓度下氧面罩吸入诱导约 2 分钟患者意识可消失;血气分配系数低;气道刺激小、可松弛气道平滑肌。近年来,七氟烷被许多著名麻醉学专家誉为吸入麻醉的里程碑式药物,并认为在儿童全身麻醉诱导及其维持中有显著优点,也有许多单位报道了将其广泛用于儿童全身麻醉的成功经验。

近些年来,七氟烷发挥脑保护功能的研究不断取得新的进展。七氟烷的预处理可以发挥短时程和长时程的保护作用。在不同的中枢神经系统损伤模型中,七氟烷预处理可以发挥一定的保护作用,这种预处理的保护效应在病理组织学、行为学和分子生物学等实验中也得到证实。Maze M 等在新生仔鼠窒息模型中,通过七氟烷预处理,在损伤 7 天后观察脑梗死容积,在损伤 30 天后评价神经运动功能。结果发现,七氟烷预处理可以减轻脑损伤后的梗死容积,并具有长时程的神经保护作用[11]。Wise-Faberowski 等发现,七氟烷预处理可以减轻氧糖剥夺诱导的神经元死亡,并且这种保护作用存在剂量依赖效应[12]。Wang,J 等证实,2%及 4%七氟烷预处理 1 小时,可以改善全脑缺血模型造成的海马 cornu ammonis 1(CA1)区神经元的损伤;4%七氟烷预处理 15 分钟,可以减轻体外能量剥夺模型造成的神经元超微结构的损伤[13]。此外,还有研究表明,七氟烷预处理还能够减轻谷氨酸受体过度刺激诱导的小脑脑片中神经的死亡[14]。Liu HG 等发现七氟烷后处理可以显著减轻大鼠大脑中动脉模型中可以提高 Bcl-2,c-Fos 蛋白水平,减轻 Bax 和 Caspase-3 蛋白表达水平,从而减轻脑氧化应激损伤[15]。Velly 等发现,早期七氟烷预处理对于缺血再灌注脑组织的神经保护作用具有"阈效应",并且在临床使用浓度范围呈剂量依赖,这种机制可能与三磷酸腺苷敏感的钾通道(adenosine triphosphate-sensitive potassium,KATP)开发有关[16]。

1.3 地氟烷(desflurane)预处理的神经保护作用 地氟烷为异氟烷的氟代氯化合物,血气分配系数较低,麻醉诱导和苏醒均快,对循环系统的影响小。研究表明,地氟烷可以减少局灶性脑损伤脑梗死容积而发挥神经保护作用[17],但 McAuliffe 等发现地氟烷预处理可以改善动物的认知能力,但对组织损伤程度的减轻及对空间学习、记忆能力的恢复都没有明显作用[3]。由于地氟烷预处理进行神经保护的研究尚不充分,临床应用也存在一定局限性。

2 吸入麻醉药后处理及其神经保护作用

相对于吸入麻醉药预处理的神经保护作用而言,吸入麻醉药后处理(volatile anestheties postconditioning,VAPO)也具有神经保护作用。这种后处理效应是在损伤之后开始采取的措施,在某些不可预知的损伤中更便于临床应用。Burda 等发现,如果缺血后处理的时间点和强度合适,可以很好地阻止神经元死亡的过程,发挥一定的神经保护作用[18]。但缺血后处理的操作本身存在一定的风险性,而且操作复杂,不利于开展。因此,使用药物后处理,就成为研究的热点。特别是对于 CNS 损伤来说,往往已经伴随缺血损伤或者突然性创伤,需要进行外科治疗,在围术期脑缺血高危患者(如脊髓挫裂伤、脑外伤、大血管手术、颅内动脉瘤或接受心脏的患者等)中,应用包括吸入麻醉药在内的药物进行干预,不仅可以达到减轻脑损伤、改善患者预后的神经保护效果,还可以减轻家庭和社会负担。因此,吸入麻醉药后处理对 CNS 损伤的保护作用就显得格外重要。

2.1 异氟烷后处理的神经保护作用 异氟烷后处理保护作用的研究起初源自其在心肌缺血损伤后作用。Chiari,PC 等发现,异氟烷后处理可以改善早期心肌缺血再灌注造成的心肌梗死,并证明这种机制是通过激活 PI3K 实现的[19]。Ge,ZD 等进一步研究观察到,异氟烷后处理发挥对心肌缺血在灌注的保护作用是通过内皮型一氧化氮合酶(eNOS)依赖机制来阻止线粒体膜通透性转运的[20]。随后,人们发现异氟烷后处理对神经系统损伤也具有一定的保护作用。McMurtrey,RJ 等证实,2% 异氟烷后处理可以减轻 OGD 模型海马神经元的损伤,这可能与抑制 NMDA 受体功能有关;同时,其也观察到 2% 的异氟烷预处理与后处理如果共同使用,可以显著起到神经保护作用[21]。Lee,JJ 等发现,体外纹状体脑片的 OGD 模型后给予 30 分钟的 2% 异氟烷后处理,可以减轻神经元的损伤;体内脑缺血损伤后应用异氟烷后处理也可以改善神经系统的预后,并证明这些保护作用与线粒体三磷酸腺苷敏感的钾通道有关[22]。但是对于异氟烷后处理保护作用还需要进一步证明,相关机制还需要进一步探讨。

2.2 七氟烷后处理的神经保护作用 Wang,Q 等研究发现,七氟烷后处理可以加强脊髓缺血再灌注损伤后抗氧化酶活性,从而发挥神经保护作用[23]。Chen,Q 等证明,七氟烷后处理对新西兰兔脊髓缺血再灌注模型造成的神经系统损伤具有一定的保护作用,这种保护作用是通过对氧自由基释放的调节而发挥作用的[24]。Wang,JK 研究不同浓度的七氟烷后处理对局灶性脑缺血损伤的保护作用,发现 1.0MAC 和 1.5MAC 的七氟烷能够显著改善神经功能缺陷评分,能够显著减轻脑梗死容积和脑水肿情况,并且对损伤模型动物的学习及记忆能力有显著的提高。他们还观察到,七氟烷后处理发挥上述作用是通过减轻细胞凋亡,上调抗凋亡蛋白 Bcl-2,下调凋亡蛋白 Bax 以及 P53 实现的[25]。Peng,S 等发现 2%、4% 和 6% 的异氟烷后处理,可以减轻体外氧糖剥夺模型造成的海马脑片的损伤程度,并可影响兴奋性氨基酸和抑制性氨基酸的产生,且这种保护作用成浓度依赖性[26]。还有学者研究表明,利用大鼠局灶性脑缺血模型(大脑中动脉栓塞,middle cerebral artery occlusion,MCAO),之后再灌注30分钟的同时分别进行0.5MAC,1.0MAC和1.5MAC的七氟烷后处理,能够减少血流,减少丙二醛(malondialdehyde,MDA)水平以及脑梗死容积,此外还可以增强脑缺血再灌注后抗氧化酶活性及正常神经元的密度[27]。Jeon,Y T等通过短暂性全脑缺血模型(双侧颈总动脉结扎,bilateral common carotid artery occlusion,BCCAO)观察2.5%七氟烷后处理的保护作用,发现处理7天后海马CA1区凋亡细胞数明显减少,神经行为学评分明显增加,并且证实,这种保护效应是通过增加Bcl-2水平,进而减轻凋亡程度实现的[28]。Liu,H G等在局灶性脑缺血后进行七氟烷后处理,发现其能够调控脑缺血后抗氧化酶活性及凋亡相关蛋白Bcl-2和Bax及c-Fos和Caspase-3蛋白表达,同时也能够调控Bcl-2,Bax和Caspase-3 mRNA的表达水平,进一步揭示了七氟烷后处理相关的分子机制[29]。

2.3 地氟烷后处理的神经保护作用 目前,有关地氟烷后处理的神经保护作用报道尚少,主要集中于其对于心肌的保护作用,有报道认为,七氟烷后处理可以发挥保护心肌的作用,相关机制是通过调控S6激酶活性[30];还有研究证实,七氟烷后处理和缺血后处理都可以缓解心肌梗死面积[31]。

3 吸入麻醉药神经保护功能的相关机制

随着七氟烷临床应用的推广,当前对七氟烷的研究也日趋增多。人们对于七氟烷后处理机制的研究尚处于初级阶段。七氟烷预处理或者后处理的神经保护机制的相关研究,主要集中于脑代谢率的下降,抑制凋亡,抗氧化应激,抑制兴奋性毒素,线粒体ATP敏感性钾通道的激活等几方面,现作一综述。

3.1 脑血流量的调节 Bundgaard,H等研究表明,对脑肿瘤进行开颅手术的患者,[1.5%(0.7MAC)~2.5%(1.3MAC)]七氟烷能够增加脑血流(cerebral blood flow,CBF),降低脑血管阻力(cerebrovascular resistance,CVR),并且呈一定的浓度依赖性[32];在某些实验中发现,脑缺血损伤后,七氟烷后处理能够降低脑血流供应[27]。Reinsfelt,B等认为,七氟烷对体外循环脑血流自身调控和代谢有一定作用[33]。然而,也有研究表明在缺血后七氟烷发挥脑保护作用时,并没有观察到脑血流发生明显改变。脑血流的改变是否能解释七氟烷的神经保护作用尚不确切。

3.2 抗凋亡机制 近年来,多项研究证实,吸入麻醉药七氟烷具有抗凋亡的作用。这些研究不仅集中于对凋亡特异性标记物的检测和细胞形态的分析,同时对凋亡途径及其中相关分子进行了深入探讨。凋亡是有核细胞发生的自身程序性死亡,由内源性DNA内切酶活化加以启动,主要特点为核染色质浓集、DNA片段化及凋亡小体形成。经典的细胞凋亡通路包括胞内途径和胞外途径。胞内途径主要分为Caspase依赖及Caspase非依赖的信号通路。前者是经典的细胞凋亡通路,与线粒体的损伤有关。凋亡信号使线粒体释放细胞色素C,后者与相关分子形成凋亡小体,进而激活Caspase-3。Caspase-3可以对特定底物进行酶切,抑制DNA修复酶,从而破坏细胞骨架蛋白和核蛋白,使染色体断裂成小片断,导致细胞凋亡[34]。研究发现,异氟烷预处理可以下调Caspase-3的活性,从而发挥心脏心肌的保护作用[35]。Inamura,Y 等发现,七氟烷后处理可以抑制 Caspase-3,Caspase-39 的活性,从而发挥心肌的保护作用[36]。Pape,M 等观察到 2.0% 七氟烷预处理后,可以通过调控 Caspase-3 水平而发挥长时程的神经保护作用[37]。Liu,H G 等证明,七氟烷后处理可以通过下调 Caspase-3 蛋白表达水平和 mRNA 水平,减轻脑缺血损伤后的氧化应激反应,从而发挥保护作用[38]。

与细胞凋亡关系密切的胞外途径主要有 Bcl-2 家族,其中 Bcl-2 是最主要的抗凋亡因子,而 Bax 则具有促凋亡作用,促凋亡和抗凋亡成员间的平衡影响着凋亡的发生。研究表明,2.5% 七氟烷后处理对大鼠全脑损伤具有保护作用,这种保护作用是通过增加 Bcl-2 蛋白水平实现的,并进一步证实,如果将七氟烷后处理与白蛋白联合应用,可以增强神经保护作用[28]。此外,七氟烷后处理还可以通过上调 Bcl-2 蛋白表达和 mRNA 水平,下调 Bax 蛋白表达和 mRNA 水平,从而发挥保护作用[38]。还有研究表明,1.0MAC 和 1.5MAC 的七氟烷后处理可以减少脑缺血损伤后凋亡细胞数目,通过上调 Bcl-2 蛋白水平,下调 P53 和 Bax 蛋白水平,从而抑制凋亡,并进一步证实,这种神经保护作用是通过调控 PI3K/Akt 途径和抑制凋亡共同作用的结果[25]。

当脑损伤如脑缺血时,凋亡蛋白 Bax 和抗凋亡蛋白 Bcl-2 可以从胞浆中迁移至线粒体中,其分布与线粒体释放细胞色素 C 及 Caspase-9 相一致,并且这种由 Bax 介导的线粒体凋亡途径在神经元损伤中发挥着重要作用[39,40]。Antonsson,B 等早已证实,Bax 是促凋亡蛋白,能够使线粒体膜通透性增加,损伤线粒体,触发细胞色素 C 的释放,使凋亡发生[41]。

3.3 抗氧化应激机制 CNS 损伤,比如脑缺血损伤,电磁脉冲辐射等会导致氧自由基的产生,若不能及时清除,将引起氧化应激,特别是脂质过氧化作用,其间形成的脂质过氧化物将对多种细胞成分产生氧化作用,尤其是细胞器,如线粒体、内质网等产生的损伤作用,并引起一系列的细胞结构破坏和功能障碍,如产生不可逆性的膜损害,进一步加重 CNS 神经细胞的损伤。

吸入麻醉药已经被证实具有抗氧化应激的作用。当这些吸入麻醉剂进入脑实质后,能够阻止自由自链式反应的启动和传播,比如它们可以通过降低脑细胞对氧糖的利用,抑制粒细胞的氧化代谢,亦或组织血红蛋白的氧化还原反应等,从而抑制自由基的产生。此外,还可通过调节胞外谷氨酸浓度,抑制兴奋性谷氨酸受体活性来缓解氧化应激水平[42]。Canas,PT 等通过体外 OGD 模型证实,七氟烷通过减少再灌注后氧自由基的产生,发挥神经保护作用[43]。有研究报道,通过不同浓度(1%,2% 或 4%)七氟烷预处理,可以上调脑缺血再灌注损伤后抗氧化酶的活性,从而发挥神经保护作用,并且这种作用与七氟烷的浓度呈剂量依赖效应[44]。Wang,Q 等学者也发现,七氟烷后处理可以增加脊髓缺血再灌注损伤后超氧化物歧化酶(superoxide dismutase,SOD)和过氧化氢酶(catalase)活性,减少丙二醛(malondialdehyde,MOD)含量,从而发挥神经保护作用[45]。

3.4 抑制兴奋性毒素释放 自 20 世纪 Olney 研究发现并提出兴奋毒性(excitotoxicity)作用的概念以来,一系列研究已证明,兴奋性氨基酸(excitative Amino Acid,EAA)在 CNS 损伤引起的神经元死亡中起到重要的作用。EAA 广泛存在于哺乳动物的 CNS 中,除了起到传递兴奋性信息的作用外,其还被认为是一种神经毒素,包括谷氨酸(glutamate,Glu)和天冬氨酸

(aspartate,Asp)等。其中 Glu 在大脑皮层和海马中含量较高。释放的 EAA 可以作用于其受体,并很快因神经元及胶质细胞的重摄取和酶的降解而被迅速清除,有效地中止其毒性作用。然而,在 CNS 损伤中,如脑缺血再灌注后,从神经细胞和胶质细胞中释放兴奋性氨基酸,同时对其重摄取和灭活能力大为减弱,因此,细胞间隙中这两种氨基酸浓度异常升高,便会导致一系列细胞死亡的级联反应发生[46]。

有报道认为,七氟烷能够降低脑损伤后组织间谷氨酸的浓度,从而发挥神经保护作用[47];Zhang,H J 等研究也证实七氟烷可以减轻谷氨酸的兴奋性毒性[48];Canas,P T 等观察到,七氟烷能够减少氧糖剥夺后兴奋性毒性的损伤,缓解氧化应激的水平[43]。但是也有研究表明,七氟烷并不能对这些兴奋性毒素的摄取发挥作用[49]。

3.5 对线粒体 ATP 敏感性钾通道的激活 Inoue 等于 1991 年在线粒体内膜发现了 ATP 敏感性钾通道(mitoKATP)。存在于许多组织细胞线粒体内膜上的线粒体 ATP 敏感性钾通道,是一种可调节其代谢活动的钾离子通道,由于 KATP 在脑损伤过程中扮演者重要角色,逐渐成为人们的研究焦点。相关报道表明,七氟烷预处理的保护作用于对线粒体 ATP 敏感性钾通道的激活有关,且这种通道的开放有利于七氟烷发挥延迟的神经保护作用[50];Adamczyk,S 等发现,不管是 2.6% 七氟烷预处理还是后处理,都可以通过促使线粒体 ATP 敏感性钾通道的开放而发挥神经保护作用[51]。有研究表明,七氟烷可以通过线粒体膜去极化效应而促使线粒体 ATP 敏感性钾通道开放[52],因此,七氟烷具体是通过何种机制以及如何影响 mitoKATP 激活,还不十分明确,还需要进一步地探讨。

综上所述,吸入性麻醉药对 CNS 损伤的保护作用已经得到广泛证实,其中涉及的机制也较为复杂,还需要不断的深入研究和探讨。

参 考 文 献

[1] Head BP,Patel P. Anesthetics and brain protection[J]. Curr Opin Anaesthesiol,2007,20(5):395-399.

[2] Bedirli N,Bagriacik EU,Emmez H,et al. Sevoflurane and isoflurane preconditioning provides neuroprotection by inhibition of apoptosis-related mRNA expression in a rat model of focal cerebral ischemia[J]. J Neurosurg Anesthesiol,2012,24(4):336-344.

[3] McAuliffe JJ,Loepke AW,Miles L,et al. Desflurane,isoflurane,and sevoflurane provide limited neuroprotection against neonatal hypoxia-ischemia in a delayed preconditioning paradigm[J]. Anesthesiology,2009,111(3):533-546.

[4] Yin X,Su B,Zhang H,et al. TREK1 activation mediates spinal cord ischemic tolerance induced by isoflurane preconditioning in rats[J]. Neurosci Lett,2012,515(2):115-120.

[5] Gigante PR,Appelboom G,Hwang BY,et al. Isoflurane preconditioning affords functional neuroprotection in a murine model of intracerebral hemorrhage[J]. Acta Neurochir Suppl,2011,111:141-144.

[6] Johnsen D,Murphy SJ. Isoflurane preconditioning protects neurons from male and female mice against oxygen and glucose deprivation and is modulated by estradiol only in neurons from female mice[J]. Neuroscience,2011,199:368-374.

[7] Johnsen D,Murphy SJ. Isoflurane preconditioning protects astrocytes from oxygen and glucose deprivation independent of innate cell sex[J]. J Neurosurg Anesthesiol,2011,23(4):335-340.

[8] McMurtrey RJ,Zuo Z. Isoflurane preconditioning and postconditioning in rat hippocampal neurons[J]. Brain

Res,2010,1358:184-190.

[9] Li L,Zuo Z. Isoflurane preconditioning improves short-term and long-term neurological outcome after focal brain ischemia in adult rats[J]. Neuroscience,2009,164(2):497-506.

[10] Ritz MF,Schmidt P,Mendelowitsch A. Effects of isoflurane on glutamate and taurine releases,brain swelling and injury during transient ischemia and reperfusion[J]. Int J Neurosci,2006,116(2):191-202.

[11] Luo Y,Ma D,Ieong E,et al. Xenon and sevoflurane protect against brain injury in a neonatal asphyxia model [J]. Anesthesiology,2008,109(5):782-789.

[12] Wise-Faberowski L,Raizada MK,Sumners C. Desflurane and sevoflurane attenuate oxygen and glucose deprivation-induced neuronal cell death[J]. J Neurosurg Anesthesiol,2003,15(3):193-199.

[13] Wang J,Lei B,Popp S,et al. Sevoflurane immediate preconditioning alters hypoxic membrane potential changes in rat hippocampal slices and improves recovery of CA1 pyramidal cells after hypoxia and global cerebral ischemia[J]. Neuroscience,2007,145(3):1097-1107.

[14] Zheng S,Zuo Z. Isoflurane preconditioning decreases glutamate receptor overactivation-induced Purkinje neuronal injury in rat cerebellar slices[J]. Brain Res,2005,1054(2):143-151.

[15] Liu HG,Hua Z,Zhang Y,et al. Effect of Sevoflurane postconditioning on gene expression in brain tissue of the middle cerebral artery occlusion rat model[J]. Mol Biol Rep,2012,39(12):10505-10513.

[16] Velly LJ,Canas PT,Guillet BA,et al. Early anesthetic preconditioning in mixed cortical neuronal-glial cell cultures subjected to oxygen-glucose deprivation:the role of adenosine triphosphate dependent potassium channels and reactive oxygen species in sevoflurane-induced neuroprotection[J]. Anesth Analg,2009,108 (3):955-963.

[17] Tsai SK,Lin SM,Hung WC,et al. The effect of desflurane on ameliorating cerebral infarction in rats subjected to focal cerebral ischemia-reperfusion injury[J]. Life Sci,2004,74(20):2541-2549.

[18] Burda J,Danielisova V,Nemethova M,et al. Delayed postconditionig initiates additive mechanism necessary for survival of selectively vulnerable neurons after transient ischemia in rat brain[J]. Cell Mol Neurobiol, 2006,26(7-8):1141-1151.

[19] Chiari PC,Bienengraeber MW,Pagel PS,et al. Isoflurane protects against myocardial infarction during early reperfusion by activation of phosphatidylinositol-3-kinase signal transduction:evidence for anesthetic-induced postconditioning in rabbits[J]. Anesthesiology,2005,102(1):102-109.

[20] Ge ZD,Pravdic D,Bienengraeber M,et al. Isoflurane postconditioning protects against reperfusion injury by preventing mitochondrial permeability transition by an endothelial nitric oxide synthase-dependent mechanism [J]. Anesthesiology,2010,112(1):73-85.

[21] McMurtrey RJ,Zuo Z. Isoflurane preconditioning and postconditioning in rat hippocampal neurons[J]. Brain Res,2010,1358:184-190.

[22] Lee JJ,Li L,Jung HH,et al. Postconditioning with isoflurane reduced ischemia-induced brain injury in rats [J]. Anesthesiology,2008,108(6):1055-1062.

[23] Wang Q,Chen Q,Ding Q,et al. Sevoflurane postconditioning attenuates spinal cord reperfusion injury through free radicals-mediated up-regulation of antioxidant enzymes in rabbits[J]. J Surg Res,2011,169(2):292-300.

[24] Chen Q,Wang Q,Song WY,et al. [Effect of sevoflurane postconditioning on spinal cord ischemia reperfusion injury via the release of oxygen free radicals in rabbits][J]. Zhonghua Yi Xue Za Zhi,2008,88(27):1916-1920.

［25］ Wang JK,Yu LN,Zhang FJ,et al. Postconditioning with sevoflurane protects against focal cerebral ischemia and reperfusion injury via PI3K/Akt pathway［J］. Brain Res,2010,1357:142-151.

［26］ Peng S,Kalikiri P,Mychaskiw GN,et al. Sevoflurane postconditioning ameliorates oxygen-glucose deprivation-reperfusion injury in the rat hippocampus［J］. 2011.

［27］ Zhang Y,Zhang FG,Meng C,et al. Inhibition of sevoflurane postconditioning against cerebral ischemia reperfusion-induced oxidative injury in rats［J］. Molecules,2012,17(1):341-354.

［28］ Jeon YT,Hwang JW,Lim YJ,et al. A combination of sevoflurane postconditioning and albumin increases bcl-2 expression after transient global cerebral ischemia compared with either sevoflurane postconditioning or albumin alone［J］. J Neurosurg Anesthesiol,2013,25(1):43-50.

［29］ Liu HG,Hua Z,Zhang Y,et al. Effect of Sevoflurane postconditioning on gene expression in brain tissue of the middle cerebral artery occlusion rat model［J］. Mol Biol Rep,2012,39(12):10505-10513.

［30］ Lemoine S,Zhu L,Beauchef G,et al. Role of 70-kDa ribosomal protein S6 kinase,nitric oxide synthase,glycogen synthase kinase-3 beta,and mitochondrial permeability transition pore in desflurane-induced postconditioning in isolated human right atria［J］. Anesthesiology,2010,112(6):1355-1363.

［31］ Stumpner J,Smul TM,Redel A,et al. Desflurane-induced and ischaemic postconditioning against myocardial infarction are mediated by Pim-1 kinase［J］. Acta Anaesthesiol Scand,2012,56(7):904-913.

［32］ Bundgaard H,von Oettingen G,Larsen KM,et al. Effects of sevoflurane on intracranial pressure,cerebral blood flow and cerebral metabolism. A dose-response study in patients subjected to craniotomy for cerebral tumours［J］. Acta Anaesthesiol Scand,1998,42(6):621-627.

［33］ Reinsfelt B,Westerlind A,Ricksten SE. The effects of sevoflurane on cerebral blood flow autoregulation and flow-metabolism coupling during cardiopulmonary bypass［J］. 2011.

［34］ Quirk SM. Apoptosis:a technical overview［J］. Methods Mol Med,2001,39:651-658.

［35］ Liu L,Ran K,Chang Y. [Effect of isoflurane delayed preconditioning on the expression of Bcl-2 and caspase-3 in myocardium during ischemia reperfusion in rabbits]［J］. Zhong Nan Da Xue Xue Bao Yi Xue Ban,2010,35(4):346-350.

［36］ Inamura Y,Miyamae M,Sugioka S,et al. Sevoflurane postconditioning prevents activation of caspase 3 and 9 through antiapoptotic signaling after myocardial ischemia-reperfusion［J］. J Anesth,2010,24(2):215-224.

［37］ Pape M,Engelhard K,Eberspacher E,et al. The long-term effect of sevoflurane on neuronal cell damage and expression of apoptotic factors after cerebral ischemia and reperfusion in rats［J］. Anesth Analg,2006,103(1):173-179.

［38］ Liu HG,Hua Z,Zhang Y,et al. Effect of Sevoflurane postconditioning on gene expression in brain tissue of the middle cerebral artery occlusion rat model［J］. Mol Biol Rep,2012,39(12):10505-10513.

［39］ Weber GF,Menko AS. The canonical intrinsic mitochondrial death pathway has a non-apoptotic role in signaling lens cell differentiation［J］. J Biol Chem,2005,280(23):22135-22145.

［40］ Cao G,Minami M,Pei W,et al. Intracellular Bax translocation after transient cerebral ischemia:implications for a role of the mitochondrial apoptotic signaling pathway in ischemic neuronal death［J］. J Cereb Blood Flow Metab,2001,21(4):321-333.

［41］ Antonsson B,Montessuit S,Sanchez B,et al. Bax is present as a high molecular weight oligomer/complex in the mitochondrial membrane of apoptotic cells［J］. J Biol Chem,2001,276(15):11615-11623.

［42］ Wilson JX,Gelb AW. Free radicals,antioxidants,and neurologic injury:possible relationship to cerebral protection by anesthetics［J］. J Neurosurg Anesthesiol,2002,14(1):66-79.

［43］ Canas PT,Velly LJ,Labrande CN,et al. Sevoflurane protects rat mixed cerebrocortical neuronal-glial cell cultures against transient oxygen-glucose deprivation:involvement of glutamate uptake and reactive oxygen species［J］. Anesthesiology,2006,105(5):990-998.

［44］ Yang Q,Dong H,Deng J,et al. Sevoflurane preconditioning induces neuroprotection through reactive oxygen species-mediated up-regulation of antioxidant enzymes in rats［J］. Anesth Analg,2011,112(4):931-937.

［45］ Wang Q,Chen Q,Ding Q,et al. Sevoflurane postconditioning attenuates spinal cord reperfusion injury through free radicals-mediated up-regulation of antioxidant enzymes in rabbits［J］. J Surg Res,2011,169(2):292-300.

［46］ Phillis JW,O'Regan MH. Characterization of modes of release of amino acids in the ischemic/reperfused rat cerebral cortex［J］. Neurochem Int,2003,43(4-5):461-467.

［47］ Engelhard K,Werner C,Hoffman WE,et al. The effect of sevoflurane and propofol on cerebral neurotransmitter concentrations during cerebral ischemia in rats［J］. Anesth Analg,2003,97(4):1155-1161.

［48］ Zhang HJ,Wang ZP,Hu SQ,et al. ［Neuroprotection of sevoflurane against the ischemia injury in hippocampal slices of rat］［J］. Zhongguo Ying Yong Sheng Li Xue Za Zhi,2008,24(4):426-429.

［49］ Wang WY,Wang H,Luo Y,et al. The effects of metabotropic glutamate receptor 7 allosteric agonist N,N'-dibenzhydrylethane-1,2-diamine dihydrochloride on developmental sevoflurane neurotoxicity:role of extracellular signal-regulated kinase 1 and 2 mitogen-activated protein kinase signaling pathway［J］. Neuroscience,2012,205:167-177.

［50］ Ye Z,Guo Q,Wang N,et al. Delayed neuroprotection induced by sevoflurane via opening mitochondrial ATP-sensitive potassium channels and p38 MAPK phosphorylation［J］. Neurol Sci,2012,33(2):239-249.

［51］ Adamczyk S,Robin E,Simerabet M,et al. Sevoflurane pre- and post-conditioning protect the brain via the mitochondrial K ATP channel［J］. Br J Anaesth,2010,104(2):191-200.

［52］ Moe MC,Bains R,Vinje ML,et al. Sevoflurane depolarizes pre-synaptic mitochondria in the central nervous system［J］. Acta Anaesthesiol Scand,2004,48(5):562-568.

3 β受体阻滞剂在重症患者中的应用

湖南省桃源县人民医院麻醉科/重症医学科　415700

胡兴国,张云翔

作者简介

胡兴国,男,硕士,一级主任医师,享受国务院政府特殊津贴专家,湖南省新世纪121人才工程第三层次培养人选,湖南省高层次卫生人才"225"工程医学学科骨干人才培养对象,常德市"十百千"人才工程第一层次培养人选,湖南省桃源县人民医院副院长,徐州医科大学兼职教授、硕士生导师,中国药理学会麻醉药理学专业委员会委员,湖南省医学会麻醉学专业委员会委员,湖南省医师协会麻醉医师分会委员,湖南省医学会重症医学专业委员会委员,湖南省健康管理学会围术期管理专业委员会常务委员,国际麻醉学与复苏杂志编委,中华麻醉学杂志特约编委。

摘要　背景　自β肾上腺素能受体(简称β受体)阻滞剂用于治疗高血压和心绞痛以来,其适应疾病范围不断扩大,现已广泛应用于临床医学的各个领域。近年来许多研究证实β受体阻滞剂可用于ICU重症患者,如脓毒症、感染性休克、急性呼吸衰竭、创伤性脑损伤(TBI)等,并可发挥一定的积极作用。**目的**介绍β受体阻滞剂在ICU重症患者,如脓毒症、感染性休克、急性呼吸衰竭、创伤性脑损伤中的可能治疗作用。**内容**　从β受体及β受体阻滞剂、β受体阻滞剂在脓毒症和感染性休克患者、急性呼吸衰竭患者和急性脑损伤患者中的应用等几方面,就β受体阻滞剂在ICU重症患者中应用的相关的研究进展作一综述。**趋向**　在脓毒症、急性呼吸衰竭和机械脑损伤等重症患者中β受体阻滞剂可能产生有益作用,但在重症患者中关于β受体阻滞剂的应用仍有许多问题没有解决,如β受体阻滞剂治疗什么时间开始,使用哪一种β受体阻滞剂,怎样给予β受体阻滞剂以及哪一类患者从β受体阻滞剂治疗可能获利等,因此临床上在β阻滞和β兴奋之间的平衡还需要进一步的临床研究。

自 20 世纪 60 年代 β 肾上腺素能受体(简称 β 受体)阻滞剂用于治疗高血压和心绞痛以来,其适应疾病范围不断扩大。β 受体阻滞剂通过选择性结合 β 肾上腺素能受体,竞争性、可逆性拮抗其激活,从而减慢心率、减弱心肌收缩力、降低血压、减少心肌耗氧量、防止儿茶酚胺对心脏的损害、改善左心室和血管的重构及功能,现已广泛应用于临床医学的各个领域,如高血压、心力衰竭、急性心肌梗死、高血压性心肌病、室上性心律失常、应激性心肌病、重大手术的围术期应用等[1,2]。近年来许多研究证实 β 受体阻滞剂尚可用于 ICU 重症患者,如脓毒症、感染性休克、急性呼吸衰竭、创伤性脑损伤(TBI)等,并可发挥一定的积极作用[3-15]。本文就与此相关的研究进展作一综述。

1 β受体及 β受体阻滞剂

β 受体属于由 7 个跨膜域组成的 G 蛋白耦联受体(图 1)[16]。β 受体兴奋后通过激活 Gs 蛋白,经腺苷酸环化酶依赖途径,使细胞内的环腺苷酸(cAMP)水平增加,cAMP 激活蛋白激酶 A(PKA),使细胞蛋白通道磷酸化,而产生细胞特殊的生物学效应。β 受体本身也能被 PKA 磷酸化,而导致 β 受体的内吞和下调。β 受体依据激动药与拮抗药的相对选择性分为 β_1、β_2、β_3受体 3 种亚型。β 肾上腺素能受体激动或拮抗的临床效应取决于受体的亚型和它们的分布。肾上腺素(epinephrine)和去甲肾上腺素(norepinephrine)均能激活 β_1、β_2、β_3受体。血浆肾上腺素水平主要反映肾上腺髓质的释放,而循环去甲肾上腺素则

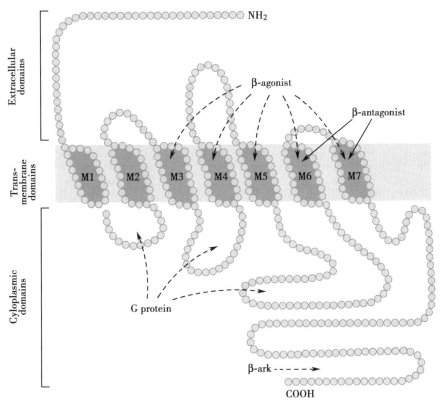

图 1 经典 G 蛋白耦联的 β 肾上腺素能受体的分子结构

提示交感神经末梢的大量溢出,两者均能作为神经递质而发挥作用。β_1 受体主要分布在心脏的心肌细胞、窦房结和房室结,肾脏,以及脂肪细胞和血小板上,β_1 受体激动后分别引起心率增快、心肌收缩力增强、房室传导速度增加、肾素分泌、脂肪分解和血小板聚集。研究发现在突触前也存在 β_1 受体,它们激活后能引起去甲肾上腺素释放增加。β_2 受体主要分布在细支气管、动脉、小动脉和内脏器官的平滑肌纤维以及肝细胞上,它们激活能导致支气管扩张、血管舒张、肝糖原分解和骨骼肌颤动。而 β_3 受体则分布在脂肪细胞上,其功能包括白色脂肪组织的脂解作用,褐色脂肪组织的产热作用和造血前体细胞(hematopoietic progenitor cell,HPC)移动的调节[11,16]。混合 $\beta_1\beta_2$ 受体激动剂包括肾上腺素、异丙肾上腺素(isoproterenol),选择性 β_1 受体激动剂包括多巴酚丁胺(dobutamine)、去甲肾上腺素、多巴胺(dopamine),选择性 β_2 受体激动剂包括沙丁胺醇(salbutamol)、特布他林(terbutaline)、多培沙明(dopexamine)。

β受体阻滞剂选择性作用于β受体,竞争性阻断儿茶酚胺或拟肾上腺素药与β受体结合,从而拮抗或减弱β受体激动后所产生的一系列作用。按照对β受体的选择性和内在活性等将β受体阻滞剂分为 β_1 受体阻滞剂,β_1、β_2 受体阻滞剂和 α、β 受体阻滞剂 3 类。β_1 受体阻滞剂对心脏 β_1 受体具有选择性,因此又称为心脏选择性 β 受体阻滞剂,包括阿替洛尔(atenolol)、比索洛尔(bisoprolol)、艾司洛尔(esmolol)、美托洛尔(metoprolol)。作用于 β_1 和 β_2 受体的 β 受体阻滞剂又称之为非选择性 β 受体阻滞剂,包括普萘洛尔(propranolol)、吲哚洛尔(pindolol)、噻吗洛尔(timolol)、纳多洛尔(nadolol)。这种受体的选择性呈剂量依赖性,当大剂量给予拮抗剂时这种作用消失。α、β 受体阻滞剂包括拉贝洛尔(labetalol)、卡维地洛(carvedilol)等[11,16]。

β 受体阻滞剂的临床效应和特性见表 1、图 2。在临床上 β 受体阻滞剂的作用主要体现在负性肌力作用和负性频率作用,从而使心率减慢、血压下降和心脏做功降低。当然,心率减慢也保证了舒张期灌注时间的改善,随之使心肌灌注得到改善[17]。

表 1 β受体阻滞剂的特性比较

	受体	清除	半衰期	给药途径
普萘洛尔	β_1-β_2	肝	2 ~ 3 小时	口服/静脉
吲哚洛尔	β_1-β_2	肝-肾	3 ~ 4 小时	口服/静脉
噻吗洛尔	β_1-β_2	肝	3 ~ 4 小时	口服/静脉
纳多洛尔	β_1-β_2	肾	20 ~ 24 小时	口服
阿替洛尔	β_1	肾	6 ~ 7 小时	口服/静脉
比索洛尔	β_1	肾	9 ~ 12 小时	口服
美托洛尔	β_1	肝	3 ~ 4 小时	口服/静脉
兰地洛尔	β_1	血浆水解	3 ~ 4 分钟	静脉
艾司洛尔	β_1	血浆水解	10 分钟	静脉

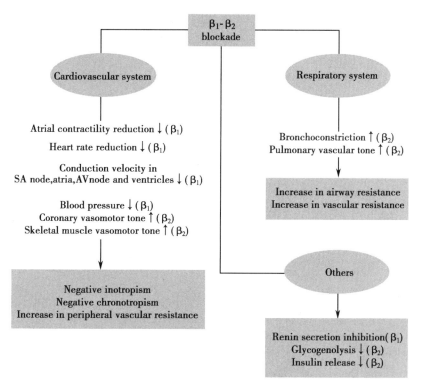

图 2　β 受体阻滞剂的临床效应

由于消除半衰期不同,β 受体阻滞剂之间的作用也不同。在重症患者中,某些作用时间长的 β 受体阻滞剂的应用受到明显的限制。相比之下,超短效 β_1 受体选择性阻滞剂艾司洛尔是一种较好的选择,因为允许剂量滴定到特殊的血流动力学终点,从而使副作用的发生率降低到最小[18]。

2　β 受体阻滞剂在脓毒症和感染性休克患者中的应用

2.1　β 受体阻滞剂应用于脓毒症和感染性休克的理论基础　脓毒症(sepsis1.0)是指由感染因素引起的全身性炎症反应综合征(systemic inflammatory response syndrome,SIRS)。感染性休克(septic shock)是指脓毒症伴其所致低血压,虽经液体治疗仍无法逆转。2016 年 2 月在奥兰多召开的美国重症医学会第 45 届重症医学年会上公布,并在 JAMA 发表的由美国重症医学会(SCCM)及欧洲重症医学会(ESICM)发起制定的新的脓毒症定义,也就是脓毒症 3.0(sepsis 3.0),将脓毒症定义为机体对感染所产生的反应失调而引起的、危及生命的器官功能障碍[19-23]。简言之,脓毒症 3.0(sepsis 3.0) = 感染 + 序贯性器官功能衰竭评估评分(SOFA)≥2 分,相当于 sepsis 1.0 定义中的严重脓毒症(severe sepsis)。脓毒症是创伤、烧伤和感染性疾病患者的严重并发症,是重症患者主要死亡原因之一[24-25]。尽管对有关脓毒症和感染性休克的发病机制和治疗策略进行了大量研究,并取得了很大进展,但是其发病率和病死率仍居高不下。流行病学研究显示,脓毒症和感染性休克的病死率高达 30% ~ 50%[26-27]。研究证实脓毒症具有心血管改变、代谢紊乱和免疫调节等多种病理生理学变化的特征(图3,图4)。引起这些病理生理学改变的主要机制与大量炎症介质细胞因子的产生和释放有关[26-27]。肾上腺素的大量产生和释放是机体对外部侵袭的肾上腺素能反应。这种强烈的肾上腺素能反应能导致一系列心脏(心肌收缩力增强、心率增快、心肌能量需求增加)和心脏外(分解代谢、高血糖、高凝状态、全身炎症性细胞因子释放调节、外周血管收缩)的影响[5]。研究证实脓毒症和感染性休克可导致交感神经系统过度兴奋、血浆儿茶酚胺水平明显升高[3,5]。

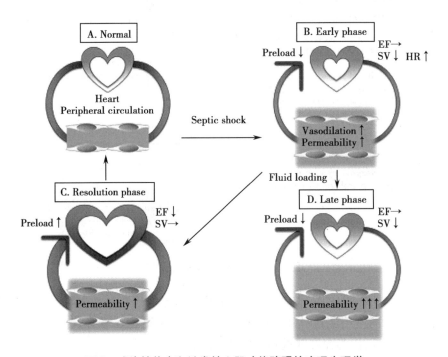

图3 感染性休克和继发性心肌功能障碍的病理生理学

A. 在正常条件下,心输出量足以满足外周组织的氧需求;B. 在脓毒症早期,左心室(LV)射血分数(EF)没有受损(通常 LVEF>55%),但是由于血管通透性明显升高和血管扩张而导致心脏前负荷减少,而致使每搏量(SV)降低,心率(HR)的代偿性增加通常不足以维持足够的心输出量;C. 在流体负荷后,SV 可以恢复,特别是存活病例中,而LVEF 暂时性降低(通常<45%),部分是由于高 LVEDV 所致,这表明低 LVEF 可以表示前负荷优化和良好适应;D. 在脓毒症后期阶段,非存活者较存活者可能被给予更多的液体,但是,尽管如此,较低的 LVEDV 提示持续的血管通透性过高和前负荷不足,在这些情况下,LVEF 可以被保持,部分是由于低 LVEDV 和(或)持续的有害肾上腺素能过度兴奋所致

这种生理性代偿反应在短时间内对机体是有益的,可以抵抗对机体的损害,保证重要器官的组织灌注。但是持久的交感神经过度兴奋则可能带来多方面的有害效应,如心肌损伤、肺水肿、肺动脉高压、胃肠蠕动减低、肠道缺血、高凝状态、免疫抑制、胰岛素抵抗、高血糖、葡萄糖耐量降低、分解代谢增强和高乳酸血症等。研究证实在脓毒症进展或液体复苏和疼痛/躁动控制后持久性心动过速时,心脏的能量需求可能超过供应,而使心脏功能不全和多器官功能衰竭发生的风险明显增加[28]。此外也有研究表明,血清儿茶酚胺浓度过高,使用儿茶酚胺类药物的剂量与持续时间以及心动过速与重症患者预后差独立相关[29]。

由于肾上腺素能应激反应主要是由 β 受体所介导的,而心肌肾上腺素受体的80%为 β1

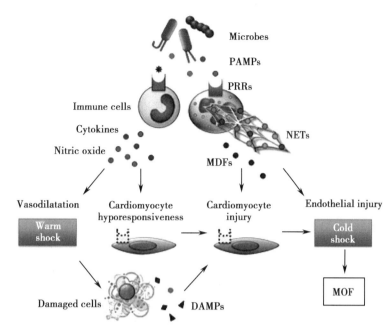

图 4　脓毒症时直接的心肌抑制

脓毒症时直接的心肌抑制的主要机制是由于 β 肾上腺素能受体的下调和受体后信号通路的抑制所致的心肌细胞低反应性。这些变化可能是由许多物质包括细胞因子和一氧化氮介导的。直接心脏抑制的另一种机制是心肌细胞损伤或者死亡,其可以是由毒素、补体、损伤相关分子模式(DAMP)、嗜中性粒细胞胞外诱捕(NETs)和尚未鉴定的心肌抑制因子(MDF)引起。MOF:多器官衰竭,PAMP:病原相关分子模式,PRR:模式识别受体

受体亚型,因此肾上腺素能兴奋时心脏是主要的受累器官[17]。在脓毒症早期,肾上腺素能反应使心肌收缩力增强,心率增快,以满足代谢的需要,但心肌收缩力增强,心率增快都会增加能量消耗。随着脓毒症的进展,循环失代偿,线粒体功能障碍,组织细胞缺氧,心肌能量的供需失衡,心肌细胞则会发生损害。在达到60%的感染性休克患者中可能发生伴有左心室射血分数下降、心尖球囊、心肌顿抑、凋亡和坏死等心脏抑制现象,并可促使病死率的增加[30,31]。研究证实脓毒症引起的心脏抑制是由于交感神经过度兴奋后儿茶酚胺导致的心肌细胞毒性作用所致。为了阻止进一步的损害,心肌细胞会下调 β 肾上腺素能受体和抑制受体后信号转导,降低对儿茶酚胺的反应性,使能量供需达到一个新的平衡点[32,33]。因此理论上来说,使用 β 受体阻滞剂有助于建立心肌组织的能量供需平衡,对心肌起到保护作用,部分动物实验也证实了 β 受体阻滞剂的心肌保护作用。当然在脓毒症和感染性休克中 β 受体阻滞剂临床应用的生理学基础不仅局限于 β 受体阻滞剂对交感神经过度兴奋的心脏作用的调节,而且还与其影响脓毒症时机体的代谢、免疫炎症调控及凝血等有关。

2.2　β 受体阻滞剂在脓毒症和感染性休克中应用研究　在不同的脓毒症模型中对 β 受体阻滞剂应用的临床前期研究结果尚存争议。Berk 等于 1970 年在 5 例难治性感染性休克患者中给予普萘洛尔输注,Gore 等于 2006 年在 6 例血压正常的脓毒症患者中输注艾司洛尔,均报告对心脏没有不良影响。后来,Schmittinger 等在一项包括 40 例感染性休克患者的回顾性研究中,给予肠内美托洛尔靶控心率在 95 次/分以下,报告每搏量增加,血压上升,心脏指

数和血乳酸水平稳定。

Macchia 等[34]在 2012 年对意大利 ICU 住院脓毒症患者的资料库进行了回顾性分析,他分析了 9465 例脓毒症患者,其中 1061 例患者在患脓毒症前接受过 β 受体阻滞剂治疗,其余 8404 例患者未接受过 β 受体阻滞剂治疗,经过对比发现患病前长期服用 β 受体阻滞剂的患者 28 天全因病死率较未服用者低(17.7% vs. 22.1%,$P<0.05$),提示了 β 受体阻滞剂在改善脓毒症患者生存率方面的优越性。Morelli 等[35]的一项单中心随机对照研究纳入了 2010 年 11 月至 2012 年 7 月收住入罗马大学 ICU 的感染性休克患者,所有入选患者心率均≥95 次/分,并需要使用去甲肾上腺素维持平均动脉压在 65mmHg。将入选的 154 例感染性休克患者随机分为艾司洛尔组和常规治疗组两组,艾司洛尔组持续输注艾司洛尔将患者心率滴定至 80～94 次/分,持续 96 小时。结果表明艾司洛尔组所有患者心率均能控制在目标范围内,不明显引起低血压,每搏做功指数改善,去甲肾上腺素和液体复苏需求量更少,心脏指数与全身氧输送轻微降低,血乳酸水平改善,28 天病死率显著降低(49.4% vs. 80.5%,$P<0.001$)。但是该研究结果存在很大的争议。一是该研究存在一定的局限性,研究为单中心非盲法研究,有近一半的感染性休克患者由于心率<95 次/分被排除,而这些患者在院外是否长期接受 β 受体阻滞剂治疗尚不清楚,这些都会影响研究的代表性和准确性;二是 β 受体阻滞剂降低病死率的机制尚无合理解释。但 Morelli 等[35]推测艾司洛尔对病死率的改善作用可能与其调节儿茶酚胺对分解代谢、糖代谢、凝血系统和细胞因子产生的副作用等非心脏作用有关。

国内曾文新等[36]采用前瞻随机对照方法对 75 例感染性休克患者进行了研究,他们在所有患者 6 小时早期目标导向治疗(EGDT)达标后,随机将患者分为治疗组和对照组,对照组给予常规治疗,治疗组通过中心静脉持续注射艾司洛尔使心率控制在 80～94 次/分,结果显示治疗组艾司洛尔给药后 48 小时较给药前心率下降值显著高于对照组,每搏量指数、中心静脉血氧饱和度上升值显著高于对照组,动脉血乳酸浓度治疗组下降,对照组上升;两组患者给药前 C 反应蛋白(CRP)、降钙素原(PCT)、肿瘤坏死因子 α(TNF-α)和白介素-1β(IL-1β)无明显差别,但给药 48 小时后,治疗组 CRP、PCT、TNF-α 和 IL-1β 均显著低于对照组;治疗组 ICU 停留时间显著短于对照组,而生存时间显著长于对照组,进一步证实感染性休克患者在第一阶段 EGDT 目标完成后,利用艾司洛尔将患者心率控制 80～94 次/分,能显著增加每搏量、提高中心静脉血氧饱和度、降低动脉血乳酸水平,改善患者预后,其机制可能与抑制炎症反应有关。最近 Chacko 等[4]的系统综述也显示对脓毒症患者给予 β 受体阻滞剂是有利的,包括心率控制、病死率降低和酸碱平衡参数得以改善等方面。

β 受体阻滞剂在脓毒症和感染性休克中的作用主要体现在以下几个方面。

2.2.1 代谢和免疫调节作用 脓毒症和感染性休克伴随有大量儿茶酚胺类物质的释放,导致脂类、糖类及蛋白质代谢改变,使机体处于高分解代谢状态。表现为氧耗和静息代谢率增加,热量消耗迅速增加,糖异生增加,血糖升高,脂肪动员加速,蛋白质迅速分解。研究证实脓毒症相关性代谢紊乱多与 $β_2$ 受体有关。在脓毒症中 β 受体阻滞剂通过以下方面起到代谢调节作用[4,5,6,38,39]。

2.2.1.1 减轻高分解代谢状态 脓毒症时由于应激产生大量儿茶酚胺类物质进入循环中,代谢状态改变,主要表现为心动过速和静息能量消耗(REE)增加[37]。Jeschke 等在一项前瞻性临床研究中观察到,普萘洛尔可降低 REE,改善高分解代谢状态,有降低脓毒症发生率的趋势。Jeschke 等的另一研究显示,应用普萘洛尔联合重组人生长激素(rh-GH)治疗严重烧伤儿童,发现同样可显著降低 REE。Podbregar 等的研究旨在观察恶病质导致的心功能衰竭患者使用选择性与非选择性 β 受体阻滞剂的疗效,发现两者均有降低 REE,减少蛋白丢失的作用。Herndon 等对服用普萘洛尔 2 周烧伤患儿随访观察证实其可以持续稳定降低 REE,并显著减少肌肉的分解代谢。β 受体阻滞剂减轻高分解代谢状态的具体机制可能与:①阻断高儿茶酚胺所致的高代谢;②降低氧耗;③调节机体炎症反应等有关。

2.2.1.2 改善糖代谢 脓毒症时机体释放大量的氧化应激产物,其中 TNF-α 直接抑制胰岛素受体,导致机体产生胰岛素抵抗,血糖升高;儿茶酚胺类物质则一方面使骨骼肌加快糖原分解,另一方面使外周脂肪组织加快脂质分解,从而产生乳酸、丙氨酸、三酰甘油、非酯化脂肪酸,经过转运至肝形成肝糖原,进一步升高血糖。β 受体阻滞剂可降低血糖,并且与 β 受体阻滞剂类型有关。Jeschke 等在研究中观察到,普萘洛尔可逆转 rhGH 所致的高血糖。Shaw 等研究显示普萘洛尔能降低应激期间血糖水平,抑制胰岛素介导的糖摄取的降低和使糖原异生正常。而这一机制并不受选择性 $β_1$ 受体拮抗作用的影响,提示脓毒症时非选择性 β 受体阻滞对于糖代谢的调节是有利的。另有研究也显示,选择性 $β_1$ 受体阻断剂阿替洛尔、艾司洛尔等对糖异生和血糖浓度无明显影响,说明 $β_1$ 受体阻断剂不参与血糖调控。β 受体阻滞剂调节糖代谢的机制较广泛,包括:①减少糖原分解;②减少糖异生;③增加外周组织中糖的利用。

2.2.1.3 调节脂类和蛋白质代谢 其机制包括:①抑制脂肪分解 Barrow 等通过基因芯片技术分析,发现普萘洛尔可明显抑制严重烧伤患儿外周脂肪组织的脂解作用,减少脂肪酸向肝内转移,减轻肝大②改善蛋白质代谢。有研究发现,普萘洛尔可增加严重烧伤患儿血清前清蛋白(PA)浓度,降低血浆游离脂肪酸,提示可改善烧伤后患者的蛋白质和脂类代谢。

脓毒症以过度的全身性炎症反应为基础,明显增高的炎症介质细胞因子与不良预后显著相关。众所周知,β 受体与细胞因子的产生和细胞免疫系统的调节有关。但是在脓毒症模型对 β 受体阻滞剂的免疫调节作用的研究结果争论较多。Ackland 等从脓毒症大鼠模型观察到,应用美托洛尔能显著降低血浆 IL-6、IL-18 水平,进而降低病死率。临床研究也显示,应用普萘洛尔联合 rhGH 治疗严重烧伤患儿,血浆 CRP、IL-6、IL-8 和巨噬细胞炎症蛋白 1β 浓度显著降低,炎症反应缓解。Jeschke 等临床研究也证实,普萘洛尔可降低血浆 TNF-α、IL-1β 浓度,脓毒症发生率有减少的趋势。近期的研究表明,$β_1$ 受体阻滞剂是通过阻断单核细胞、巨噬细胞的 $β_1$ 受体和促进胆碱能抗炎通路而发挥抗炎效应。

2.2.2 心血管循环系统稳态调控作用 脓毒症导致的心功能不全(sepsis-induced myo-cardial dysfunction. SIMD)在脓毒症中的发病率及死亡率中发现,64% 脓毒症患者出现 SIMD,无心功能不全的脓毒症患者死亡率为 20% ,而 SIMD 患者死亡率高达 70% 。SIMD 可表现为左心室功能不全(包括左心室收缩功能不全、左心室舒张功能不全)和(或)右心室功能不全。其病理生理学机制包括[28,30-33]:①心肌缺血和微循环功能障碍;②心肌抑制因子:脓毒症进程中导致心功能不全的最重要的心肌抑制因子包括 TNF-α、IL-1β、IL-6 等(表2);③一氧化氮;④线粒体损伤与心肌细胞凋亡;⑤钙稳态失衡;⑥肾素-血管紧张素系统失调;⑦补体系统激活;⑧自主神经功能不全等方面。

表 2　脓毒症中的心肌抑制因子

分类	心肌抑制因子
细胞因子	白介素-1、白介素-6 肿瘤坏死因子-α
补体成分	活化补体 3 补体过敏毒素（C5a）
病原相关分子模式	脂多糖（LPS）
损伤相关分子模式	高移动组框 1
基质金属蛋白酶	细胞外组蛋白 基质金属蛋白酶 9

　　研究证实交感神经系统过度兴奋，β 肾上腺素能过度激活是 SIMD 发生发展的重要因素。交感神经系统过度兴奋会导致由儿茶酚胺类物质引起的以炎症反应、氧化应激、异常钙离子调节为特点的心肌细胞不良反应，最终出现左心室扩张、心尖部气球样综合征、心肌顿抑、心肌凋亡坏死等。Schmittinger 等[40]在一项回顾性观察研究中也证实，绝大多数死于感染性休克的患者进行尸检时均能观察到潜在应激诱导的心肌不良反应，包括心肌细胞崩解、间质纤维化、收缩带坏死、单核细胞浸润，并且心肌细胞溶解坏死不分性别。

　　β 肾上腺素能过度激活是 SIMD 发生发展的重要因素，此时使用 β 受体阻滞剂可能获益。但使用存在争议，因为此时使用 β 受体阻滞剂可能降低心肌收缩力。Parker 等[41]发现，感染性休克患者最初心率（HR）<106 次/分提示预后佳。24 小时时患者 HR<95 次/分、全身血管阻力指数（SVRI）>1529dyn · s/（cm^5 · m^2）、HR 下降超过 18 次/分、CI 降低超过 0.5L/（min · m^2），提示预后佳。研究发现，提前应用 β 受体阻滞剂可加强对脓毒症的心脏保护和抗炎作用，并降低病死率[42]。其机制主要包括：①阻止儿茶酚胺介导的心脏毒性；②β 受体上调后对儿茶酚胺敏感性增强；③减慢心率，延长舒张期充盈时间，减少心肌耗氧量。

　　2.2.3　β 受体阻滞剂改善预后　β 受体阻滞剂可降低脓毒症患者的病死率。Macchia 等[34]在一项临床观察性研究发现，入院前长期应用 β 受体阻滞剂的患者虽然病情更危重，但 28 天病死率却明显降低（17.7% vs 22.1%），提示 β 受体阻滞剂能改善脓毒症患者的生存率。另一项调查也发现，使用 β 受体阻滞剂的患者 30 天病死率显著降低，并认为可能与 β 受体阻滞剂的心血管病保护作用以及代谢和免疫调节效应有关。此外最近也有研究证实 β 受体阻滞剂艾司洛尔可以缩短脓毒症患者的机械通气时间。可见，β 受体阻滞剂可能改善脓毒症的预后，但还需大规模前瞻性临床研究进一步证实。

3　β 受体阻滞剂在急性呼吸衰竭患者中的应用

3.1　β 受体阻滞剂应用于急性呼吸衰竭的理论基础　急性呼吸衰竭是患者入住 ICU 的主要原因之一。在入住 ICU 的急性呼吸衰竭患者中，慢性阻塞性肺疾病（COPD）急性加重患者常口服 β 受体阻滞剂治疗[43,44,45]。

　　COPD 患者通常伴有心血管并发症,如冠心病、慢性心力衰竭、高血压、心房颤动、糖尿病。在这些心脏事件高风险患者中,长期应用 β₂ 受体激动剂进行呼吸治疗可能增加心血管事件的患病率。然而,研究证实 COPD 合并冠心病的患者应用 β 受体阻滞剂是安全的,对结局是有利的,因为潜在的利益超过其风险[46-49]。尽管在 COPD 患者中证实了 β 受体阻滞剂的安全性和有益作用,但是在急性呼吸衰竭患者中 β 受体阻滞剂的应用仍有争议。已有报道选择性和非选择性 β 受体阻滞剂能增加气道高反应性[50]。

　　在此基础上,人们对 COPD 合并急性呼吸衰竭的患者 β 肾上腺素能拮抗的临床作用越来越感兴趣。此外,急性呼吸窘迫综合征(ARDS)时由于伴随交感神经的过度兴奋,因此在 ARDS 治疗时 β 受体阻滞剂的应用是一个有趣的研究领域。

3.2　β受体阻滞剂在急性呼吸衰竭中应用研究　　近期虽然已有作者研究了急性呼吸衰竭重症患者 β 受体阻滞剂的作用,但没有肯定的结果。Noveanu 等[43]在 2010 年回顾性研究非选择性 ICU 急性呼吸衰竭患者在 ICU 入住时或出院前口服 β 受体阻滞剂对院内和 1 年病死率的影响,发现在入院时口服 β 受体阻滞剂的患者与其他患者比较,院内和 1 年病死率较低。这个研究第一次显示了 ICU 急性呼吸衰竭患者口服 β 受体阻滞剂治疗对结局的积极效应,并发现在住院期间中断治疗者病死率较高,而独立于呼吸衰竭的心脏或非心脏病因学。然而这个研究的回顾性限制了观察结果的相关性[51]。

　　最近,Kargin 等[52]进行了一个回顾性病例对照研究,在入住 ICU 的 COPD 伴急性呼吸衰竭的患者中,对在 ICU 期间接受 β 受体阻滞剂(美托洛尔、比索洛尔或卡维地洛)与非 β 受体阻滞剂[地尔硫䓬和(或)地高辛和(或)胺碘酮]控制心率者进行了比较,发现两者 ICU、院内和 30 天病死率以及 ICU 停留时间相仿,但接受 β 受体阻滞剂治疗的患者无创通气使用率较高,而两组之间需要有创机械通气者无明显不同,提示 β 受体阻滞剂并不导致呼吸状态的恶化,推测在 ICU COPD 合并急性呼吸衰竭患者中 β 受体阻滞剂可以用于心率的控制,但不幸的是该研究没有记录肺容量测定资料[52]。然而原来一个荟萃分析已经证实在 COPD 患者中应用选择性 β 受体阻滞剂并不导致 FEV1 或呼吸症状的明显改变,对 β₂ 激动剂 FEV1 治疗的反应性无明显影响[47]。尽管证据有限,但在急性呼吸衰竭患者中 β 受体阻滞剂的应用是安全的。

　　在动物实验模型中发现心脏选择性 β₁ 受体阻滞剂具有肺保护作用。Hagiwara 等[53]在脂多糖(LPS)引起的脓毒症大鼠模型中研究兰地洛尔的作用,发现应用 β₁ 受体阻滞剂的动物肺的湿干比明显下降,肺实质充血、水肿、出血减轻,炎症细胞减少。最近,在一个内毒素休克猪模型中发现在给予艾司洛尔后 3 小时,PaO_2/FiO_2 比率增加,提示 β₁ 受体阻滞剂并没有消极作用[54]。在这些临床前期研究中,给予 β₁ 受体阻滞剂能使肺血管流量减少,因此减轻损伤肺的内皮损伤。

　　在 ARDS 患者中,β₁ 受体阻滞剂治疗就减少肺血流而不降低全身血流动力学的临床效应应该进一步研究。由于缺乏证据,在急性呼吸衰竭患者中 β 受体阻滞剂应用需要 RCTs 以证实 β 受体阻滞剂治疗的可能有利作用。

4　β受体阻滞剂在急性脑损伤患者中的应用

4.1　β受体阻滞剂应用于急性脑损伤的理论基础　　创伤性和非创伤性急性脑损伤常伴有

严重的自主神经功能紊乱,表现为交感神经过度兴奋状态。交感神经过度兴奋,儿茶酚胺大量释放[55],通过激活 β 肾上腺素能受体而引起高代谢状态和心脏及大脑氧的需求明显升高。严重脑损伤患者死亡的原因不仅与原发性脑损伤有关,而且脑损伤后交感神经过度兴奋导致的非神经病学器官功能障碍也发挥重要作用[56]。

研究证实在严重脑损伤患者中,正常心率变异性下降和心率自律控制的破坏与神经病学损害的程度有关[57]。研究发现创伤性脑损伤(TBI)后儿茶酚胺大量释放,血浆去甲肾上腺素和尿儿茶酚胺水平明显上升,并且与神经病学损害的严重程度密切相关[56]。儿茶酚胺的异常水平与入院时的格拉斯哥昏迷评分(GCS),患者的结局,尤其是 1 周时的 GCS,生存率,住院时间以及机械通气时间相关[58]。这种儿茶酚胺的大量释放会影响脑的炎症标志和使心脏及大脑氧的需求明显升高。在非创伤性蛛网膜下腔出血患者中也已经证实与 TBI 相似的高肾上腺素能状态。这些高肾上腺素能反应的临床表现包括心动过速、高血压、瞳孔扩大、出汗、心律失常、心室壁异常活动、心肌缺血和神经源性肺水肿。值得注意的是,已经证实应激性心肌病和神经源性肺水肿的发生使急性脑损伤患者的结局更加恶化,而独立于初始脑损伤的严重性[59]。

虽然应激性心肌病(也称为左室心尖部气球样综合征或 Takotsubo 心肌病)的病理生理学仍未完全清楚,但交感神经肾上腺素系统的激活在应激性心肌病左室心肌收缩功能障碍的发生中可能具有重要作用[51]。研究表明通过 β 受体阻滞以调节创伤或蛛网膜下腔出血后急性脑损伤激活的儿茶酚胺风暴的作用是有利的。局部地,β 受体阻滞可能减轻实质血管的血管收缩作用而降低继发性脑损伤的风险,改善灌注和氧合。而全身性地,β 受体阻滞可能对心律失常、心肌坏死和左心室功能具有心脏保护作用。

4.2 β受体阻滞剂在急性脑损伤中应用研究 根据上述生理学理论基础,几位作者对 β 受体阻滞剂作为减轻 TBI 后大脑的副作用和交感神经激活的全身性结局的一种治疗选择的有利作用进行了评价。但不幸的是,虽然有许多临床前期研究对 β 受体阻滞剂减轻急性脑损伤后炎症反应和心脏作用进行了调查,但结果争论较多[60,61]。Ker 等[62]在 TBI 动物模型中 β 受体阻滞剂作用的对照资料系统综述提示 β 受体阻滞剂能改善神经病学结局和减轻脑水肿,但是在其包括的研究中方法学的质量较差。

两个小的早期 RCTs 发现在脑疾病患者中,应用普萘洛尔治疗能使高肾上腺素能状态的程度降低,持续时间缩短,但是没有提供生存率的资料[63,64]。在 TBI 中,动物实验研究、病例报告、回顾性综述、队列研究、一个随机资料和荟萃分析显示了 β 受体阻滞剂的有益作用[11,65]。研究证实在 TBI 后给予 β 受体阻滞剂能明显降低院内病死率[11]。在一个研究中安全性资料也显示 β 受体阻滞剂不增加不良事件的发生。β 受体阻滞剂对重型 TBI 的有益作用可能是由于改善大脑的自主调节功能有关。研究证实包含美托洛尔应用的隆德概念能减轻血管源性水肿。两个回顾性研究证实 β 受体阻滞剂的应用能降低 GCS≤13 的 TBI 患者的病死率。Riordan 等报道在重型 TBI 患者中,β 受体阻滞剂能改善其生存率。与此相仿,Inaba 等对 203 例接受 β 受体阻滞剂治疗的单独 TBI 患者与 903 例未接受 β 受体阻滞剂治疗者进行比较,证实 β 受体阻滞剂是 TBI 患者死亡的独立保护因素。而且,接受 β 受体阻滞剂治疗的重型脑损伤的老年亚组(年龄>55 岁)患者的病死率为 28%,而未接受 β 受体阻滞剂治疗者的病死率达到 60% 。Schroeppel 等[66]在一个包括 2601 例钝性 TBI 患者的大型回顾性研究也得到了相仿的结果。

最近国内杨帅鼎等[67]的 Meta 分析共纳入 11 篇队列研究,累计 12 035 例患者,结果显示:与未服用相比,服用 β 受体阻滞剂可降低创伤性颅脑损伤患者 59% 的院内病死率,但能增加平均住院时间及入住 ICU 时间,且能增加感染风险,表明 β 受体阻滞剂可显著降低创伤性颅脑损伤患者住院病死率,但提高了感染风险,建议临床医生需根据患者个体情况合理选择治疗策略。

尽管得到了上述结果,但 β 受体阻滞剂对脑损伤者结局的积极作用的确切机制仍不清楚。但临床前研究证实 β 受体阻滞剂的有利作用可能与其作用及炎症和氧合途径有关[11]。在小胶质细胞,β 肾上腺素能兴奋能减弱脂多糖(LPS)引起的炎症细胞因子的产生,而非选择性 β 受体阻滞剂能逆转这种作用。在脑卒中患者,普萘洛尔能降低脑氧耗、二氧化碳产生和葡萄糖消耗。与此相仿,接受普萘洛尔的小鼠,TBI 后 1 小时的神经病学恢复明显改善,抓地力测试评分(grip test scoring)较高,组织性分析显示脑水肿明显减轻。研究还显示普萘洛尔能改善脑的氧化磷酸化和脂质合成。在动物研究中证实 β 受体阻滞剂改善脑的灌注达到 152% ,降低脑的低氧达到 24% 。通过免疫组织化学分析和微正电子发射断层扫描分析证实,与未接受 β 受体阻滞剂的 TBI 小鼠比较,TBI 后给予普萘洛尔的小鼠通过增加脑的灌注而改善脑的氧输送。

在急性脑损伤中,虽然有关 β 受体阻滞剂的临床应用仍有几个没有解决的问题,如是否应用选择性或非选择性 β 受体阻滞剂、治疗的持续时间和剂量,但目前证据提示急性脑损伤时 β 受体阻滞剂的应用似乎有一个有用的理论基础。

5 结论

在重症患者中关于 β 受体阻滞剂的应用仍有许多问题没有解决:①β 受体阻滞剂治疗什么时间开始? 在感染性休克期间,最近的临床资料提示在血流动力学优化后 24 小时开始使用 β 受体阻滞剂。在急性呼吸衰竭期间,一些临床和实验研究提示在发生脓毒症之前开始应用 β 受体阻滞剂。而脑损伤后,β 受体阻滞剂治疗应尽早开始;②使用哪一种 β 受体阻滞剂? 目前在随机对照研究中应用的唯一的 β 受体阻滞剂是艾司洛尔。还没有足够的证据建议每一特殊的重症状态应用特殊的 β 受体阻滞剂;③怎样给予 β 受体阻滞剂? 因为围术期患者的研究证实,一个固定的剂量不是一个好的选择。生理学滴定与氧需求相关的心率或氧输送似乎更加合理;④哪一类患者从 β 受体阻滞剂治疗可能获利? 根据并发症的存在和交感神经激活的程度的个体化治疗可能在患者的结局方面提供更好地结果。总之,在 β 阻滞和 β 兴奋之间的平衡还需要进一步的临床研究。

参 考 文 献

[1] Ginsberg F. β-blockers:more good news? Crit Care Med,2012,40(10):2901-2902.

[2] Sanfilippo F,Santonocito C,foex P. Use of beta-blockers in non-cardiac surgery:an open debate. Minerva Anestesiol,2014,80(4):482-494.

［3］ Duan EH,Oczkowski SJ,Belley-Cote E,et al. β-Blockers in sepsis:protocol for a systematic review and meta-analysis of randomised control trials. BMJ Open,2016,6(6):e012466.

［4］ Chacko CJ,Gopal S. Systematic review of use of β-blockers in sepsis. J Anaesthesiol Clin Pharmacol,2015,31(4):460-465.

［5］ Hamzaoui O,Teboul JL. The role of beta-blockers in septic patients. Minerva Anestesiol,2015,81(3):312-319.

［6］ Sanfilippo F,Santonocito C,Morelli A,et al. Beta-blocker use in severe sepsis and septic shock:a systematic review. Curr Med Res Opin,2015,31(10):1817-1825.

［7］ Kargin F,Takir HB,Salturk C,et al. The safety of beta-blocker use in chronic obstructive pulmonary disease patients with respiratory failure in the intensive care unit. Multidiscip Respir Med,2014,9(1):8.

［8］ Mac Sweeney R,Devereaux PJ,McAuley DF. Beta 2 antagonism in acute respiratory failure. Crit Care,2010,14(6):1012.

［9］ Noveanu M,Breidthardt T,Reichlin T,et al. Effect of oral β-blocker on short and long-term mortality in patients with acute respiratory failure:results from the BASEL-II-ICU study. Crit Care,2010,14(6):R198.

［10］ Silverman EK,Crapo J,Dransfield MT. β-Blockers are associated with a reduction in COPD exacerbations. Thorax,2016,71(1):8-14.

［11］ Loftus TJ,Efron PA,Moldawer LL,et al. β-Blockade use for Traumatic Injuries and Immunomodulation:A Review of Proposed Mechanisms and Clinical Evidence. Shock,2016,46(4):341-351.

［12］ Ko A,Harada MY,Barmparas G,et al. Early propranolol after traumatic brain injury is associated with lower mortality. J Trauma Acute Care Surg,2016,80(4):637-642.

［13］ Zangbar B,Khalil M,Rhee P,et al. Metoprolol improves survival in severe traumatic brain injury independent of heart rate control. J Surg Res,2016,200(2):586-592.

［14］ Murry JS,Hoang DM,Barmparas G,et al. Prospective evaluation of early propranolol after traumatic brain injury. J Surg Res,2016,200(1):221-226.

［15］ Alali AS,McCredie VA,Golan E,et al. Beta blockers for acute traumatic brain injury:a systematic review and meta-analysis. Neurocrit Care,2014,20(3):514-523.

［16］ De Montmollin E,Aboab J,Mansart A,et al. Bench-to-bedside review:Beta-adrenergic modulation in sepsis. Crit Care,2009,13(5):230.

［17］ Stoelting RK,Hilller SC. Alpha and beta-adrenergic receptor antagonists. In:Pharmacology & Physiology in Anesthetic Practice. 4th ed. Philadelphia:Lippincott,Williams & Wilkins;2006. p. 321-327.

［18］ Morelli A,Ertmer C,Westphal M,et al. Effect of heart rate control with esmolol on hemodynamic and clinical outcomes in patients with septic shock:a randomized clinical trial. JAMA,2013,310(6):1683-1691.

［19］ Singer M,Deutschman CS,Seymour CW,et al. The Third International Consensus Definitions for Sepsis and Septic Shock(Sepsis-3). JAMA,2016,315(8):801-810.

［20］ Shankar-Hari M,Phillips GS,Levy ML,et al. Developing a New Definition and Assessing New Clinical Criteria for Septic Shock:For the Third International Consensus Definitions for Sepsis and Septic Shock(Sepsis-3). JAMA,2016,315(8):775-787.

［21］ Seymour CW,Liu VX,Iwashyna TJ,et al. Assessment of Clinical Criteria for Sepsis:For the Third International Consensus Definitions for Sepsis and Septic Shock(Sepsis-3). JAMA,2016,315(8):762-774.

［22］ Abraham E. New Definitions for Sepsis and Septic Shock:Continuing Evolution but With Much Still to Be Done. JAMA,2016,315(8):757-759.

［23］ Jacob JA. New Sepsis Diagnostic Guidelines Shift Focus to Organ Dysfunction. JAMA. 2016,315（8）:739-740.

［24］ Martin GS. Sepsis,severe sepsis and septic shock:changes in incidence,pathogens and outcomes. Expert Rev Anti Infect Ther,2012,10（6）:701-706.

［25］ Dellinger RP,Levy MM,Rhodes A,et al. Surviving sepsis campaign:international guidelines for management of severe sepsis and septic shock:2012. Crit Care Med,2013,41（2）:580-637.

［26］ Perner A,Gordon AC,De Backer D,et al. Sepsis:frontiers in diagnosis,resuscitation and antibiotic therapy. Intensive Care Med,2016,42（12）:1958-1969.

［27］ McConnell KW,Coopersmith CM. Pathophysiology of septic shock:from bench to bedside. Presse Med,2016, 45（4 pt2）:e93-98.

［28］ Rudiger A. Beta-block the septic heart. Crit Care Med,2010,38（10 suppl）:S608-S612.

［29］ Schmittinger CA,Torgersen C,Luckner C,et al. Adverse cardiac events during catecholamine vasopressor therapy:a prospective observational study. Intensive Care Med,2012,38（6）:950-958.

［30］ Fenton KE,Parker MM. Cardiac function and dysfunction in sepsis. Clin Chest Med,2016,37（2）:289-298.

［31］ Latini R,Caironi P,Masson S. Cardiac dysfunction and circulating cardiac markers during sepsis. Minerva Anestesiol,2016,82（6）:697-710.

［32］ Kakihana Y,Ito T,Nakahara M,et al. Sepsis-induced myocardial dysfunction:pathophysiology and management. J Intensive Care,2016,4:22.

［33］ Lv X,Wang H. Pathophysiology of sepsis-induced myocardial dysfunction. Mil Med Res,2016,3:30.

［34］ Macchia A,Romero M,Comignani PD,et al. Previous prescription of beta-blockers is associated with reduced mortality among patients hospitalized in intensive care units for sepsis. Crit Care Med,2012,40（10）:2768-2772.

［35］ Morelli A,Ertmer C,Westphal M,et al. Effect of heart rate control with esmolol on hemodynamic and clinical outcomes in patients with septic shock:a randomized clinical trial. JAMA,2013,310（16）:1683-1691.

［36］ 曾文新,江稳强,黄澄,等. β1-受体阻滞剂对感染性休克患者血流动力学和炎症反应的影响. 中国急救医学,2016,36（5）:388-392.

［37］ Pinsky MR. Is there a role for β-blockade in septic shock?. JAMA,2013,310（16）:1677-1678.

［38］ 胡涛,李树生. β 受体阻滞剂在脓毒症中的临床应用. 临床内科杂志,2015,32（6）:367-369.

［39］ 刘军,李维勤. β 受体阻滞剂在脓毒症中的作用研究进展. 肠外与肠内营养,2014,21（4）:244-246.

［40］ Schmittinger CA,Dnnser MW,Togersen C,et al. Histologic pathologies of the myocardium in septic shock:a prospective obsercational study. Shock,2013,39（4）:329-335.

［41］ Parker MM,Shelhamer JH,Natanson C,et al. Serial cardiovascular variables in survivors and nonsurvivors of human septic shock:heart rate as an early predictor of prognosis. Crit Care Med,1987,15（10）:923-929.

［42］ Romero-Bermejo FJ,Ruiz-Bailen M,Gil-Cebrian J,et al. Sepsis-induced cardiomyopathy. Curr Cardiol Rev, 2011,7（3）:163-183.

［43］ Noveanu M,Breidthardt T,Reichlin T,et al. Effect of oral beta-blocker on short and long-term mortality in patients with acute respiratory failure:results from the BASEL-II-ICU study. Crit Care,2010,14:R198.

［44］ Sweeney RM,Devereaux PJ,McAuley DF. Beta 2 antagonism in acute respiratory failure. Crit Care,2010,14: 1012-.

［45］ Ni Y,Shi G,Wan H. Use of cardioselective β-blockers in patients with chronic obstructive pulmonary disease:a meta-analysis of randomized,placebo-controlled,blinded trials. J Int Med Res,2012,40（6）:2051-

2065.

[46] Albouaini K, Andron M, Alahmar A, et al. Beta-blockers use in patients with chronic obstructive pulmonary disease and concomitant cardiovascular conditions. Int J Chron Obstruct Pulmon Dis, 2007, 2(4):535-540.

[47] Salpeter SR, Ormiston TM, Salpeter EE, et al. Cardioselective beta-blockers for chronic obstructive pulmonary disease: a meta-analysis. Respir Med, 2003, 97(10):1094-1101.

[48] Campo G, Pavasini R, Biscaglia S, et al. Overview of the pharmacological challenges facing physicians in the management of patients with concomitant cardiovascular disease and chronic obstructive pulmonary disease, Eur Heart J Cardiovasc Pharmacother. 2015 Jul; 1(3):205-211.

[49] Bhatt SP, Wells JM, Kinney GL, et al. β-blockers are associated with a reduction in COPD exacerbations. Thorax, 2016, 71(1):8-14.

[50] van der Woude HJ, Zaagsma J, Postma DS, et al. Detrimental effects of beta-blockers in COPD: a concern for nonselective beta-blockers. Chest, 2005, 127(3):818-824.

[51] van der Jagt M, van der Miranda DR. Beta-blockers in intensive care medicine: potential benefit in acute brain injury and acute respiratory distress syndrome. Recent Pat Cardiovasc Drug Discov, 2012, 7(2):141-151.

[52] Kargin F, Takir HB, Salturk C, et al. The safety of beta-blocker use in chronic obstructive pulmonary disease patients with respiratory failure in the intensive care unit. Multidiscip Respir Med, 2014; 9(1):8.

[53] Hagiwara S, Iwasaka H, Maeda H, et al. Landiolol, an ultrashort-acting beta1-adrenoceptor antagonist, has protective effects in an LPS-induced systemic inflammation model. Shock. 2009, 31(5):515-520.

[54] Aboab J, Sebille V, Jourdain M, et al. Effects of esmolol on systemic and pulmonary hemodynamics and on oxygenation in pigs with hypodynamic endotoxin shock. Intensive Care Med, 2011, 37(8):1344-1351.

[55] Meyer KS. Understanding paroxysmal sympathetic hyperactivity after traumatic brain injury. Surg Neurol Int, 2014, 5(Suppl 13):S490-S492.

[56] Woolf PD, Hamill RW, Lee LA, et al. The predictive value of catecholamines in assessing outcome in traumatic brain injury. J Neurosurg, 1987, 66(6):875-882.

[57] Goldstein B, Toweill D, Lai S, et al. Uncoupling of the autonomic and cardiovascular systems in acute brain injury. Am J Physiol, 1998, 275(4 Pt 2):R1287-1292.

[58] Hortnagl H, Hammerle AF, Hackl JM, et al. The activity of the sympathetic nervous system following severe head injury. Intensive Care Med, 1980, 6(3):169-170.

[59] Bruder N, Rabinstein A. Cardiovascular and pulmonary complications of aneurysmal subarachnoid hemorrhage. Neurocrit Care, 2011, 15(2):257-269.

[60] Lewis PR, Dunne CE, Thompson KA, et al. Attenuation of cardiovascular stress with sympatholytics does not improve survival in patients with severe isolated traumatic brain injury. J Trauma Acute Care Surg, 2016, 80(4):643-647.

[61] Samuel S, Allison TA, Lee K, et al. Pharmacologic Management of Paroxysmal Sympathetic Hyperactivity After Brain Injury. J Neurosci Nurs, 2016, 48(2):82-89.

[62] Ker K, Perel P, Blackhall K. Beta-2 receptor antagonists for traumatic brain injury: a systematic review of controlled trials in animal models. CNS Neurosci Ther, 2009, 15(1):52-64.

[63] Greendyke RM, Kanter DR, Schuster DB, et al. Propranolol treatment of assaultive patients with organic brain disease. A double-blind crossover, placebo-controlled study. J Nerv Ment Dis, 1986, 174(5):290-294.

[64] Feibel JH, Baldwin CA, Joynt RJ. Catecholamine-associated refractory hypertension following acute intracrani-

al hemorrhage:control with propranolol. Ann Neurol,1981,9(4):340-343.

[65] Alali AS,McCredie VA,Golan E,et al. Beta blockers for acute traumatic brain injury:A systematic review and meta-analysis. Neurocrit Care,2014,20(3):514-523.

[66] Schroeppel TJ,Fischer PE,Zarzaur BL,et al. Beta-adrenergic blockade and traumatic brain injury:protective? J Trauma,2010,69(4):776-782.

[67] 杨帅鼎,王子岩,万有栋,等. β-受体阻滞剂对创伤性颅脑损伤患者院内病死率的影响. 中国实用神经疾病杂志,2016,19(4):79-82.

4 亚甲蓝在感染性休克中的应用：老药新用

湖南省桃源县人民医院麻醉科/重症医学科　415700

胡兴国，张云翔

作者简介

见前。

摘要　背景　亚甲蓝(methylene blue,MB)临床主要用于治疗由亚硝酸盐、氯酸盐、醌类、醌亚胺类、苯胺及硝基苯等引起高铁血红蛋白血症、氰化物中毒。近年来相关动物模型及临床试验证实亚甲蓝在有效提高感染性休克治疗预后中具有一定功效。**目的**　介绍亚甲蓝在感染性休克患者中的可能治疗作用。**内容**　从亚甲蓝的临床药理特点、一氧化氮在感染性休克发生发展中的作用、亚甲蓝在感染性休克治疗中的可能机制、亚甲蓝在感染性休克中的应用等几方面就亚甲蓝在感染性休克中应用相关的研究进展作一综述。**趋向**　在感染性休克患者中亚甲蓝可能产生有益作用，但仍有许多问题没有解决，如给药的合适剂量、给药时机以及给药的持续时间等，因此还需要进一步的大型随机、前瞻和对照性的临床研究。

关键词:休克;脓毒症;一氧化氮;亚甲蓝

休克(shock)是危及生命的急性循环衰竭,伴有细胞的氧利用不充分[1-2]。根据休克患者的血流动力学特点,将休克分为低血容量性(hypovolemic)、心源性(cardiogenic)、分布性(distributive)和梗阻性(obstractive)4种不同的类型(图1)[1]。低血容量性休克是由于循环血容量明显减少所致;心源性休克是由于心肌收缩力降低或功能性心肌减少所致;分布性休克是由于血管舒缩调节功能丧失,导致小动脉和小静脉扩张所致;而梗阻性休克则是血管管路中发生梗阻所致[1]。感染性休克(septic shock)是一种分布性休克,是指脓毒症(sepsis)伴有严重的循环障碍和细胞代谢紊乱,虽经液体治疗仍无法逆转[3,4]。脓毒症1.0(sepsis 1.0)是指由感染因素引起的全身性炎症反应综合征(systemic inflammatory response syndrome,

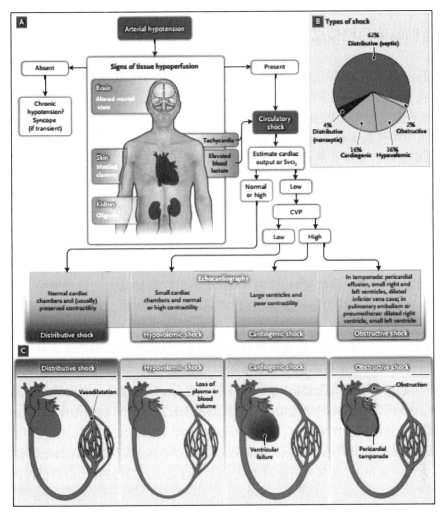

图 1　休克状态的初步评估

A. 休克患者初步评估流程；B. 主要休克类型的发病率；C. 4 种主要类型休克示意图；CVP：中心静脉压；SvO_2 混合静脉血氧饱和度

SIRS)，是创伤、烧伤、休克、感染等临床急危重症患者的严重并发症之一，也是诱发严重脓毒症(severe sepsis)、感染性休克、多器官功能障碍综合征(multiple organ dysfunction syndrome，MODS)的重要原因。2016 年 2 月在奥兰多召开的美国重症医学会第 45 届重症医学年会上公布，并在 JAMA 发表的由美国重症医学会(SCCM)及欧洲重症医学会(ESICM)发起制定的新的脓毒症定义，也就是脓毒症 3.0(sepsis 3.0)，将脓毒症定义为机体对感染所产生的反应失调而引起的、危及生命的器官功能障碍[3-8]。简言之，脓毒症 3.0＝感染＋序贯性器官功能衰竭评估评分(SOFA)≥2 分，相当于 sepsis 1.0 定义中的严重脓毒症(severe sepsis)。尽管对有关脓毒症和感染性休克的发病机制和治疗策略进行了大量研究，并取得了很大进展[9,10]，但是其发病率和病死率仍居高不下。流行病学研究显示，感染性休克的病死率高达20% ~50%[11,12]。近年来相关动物模型及临床试验中证实亚甲蓝(methylene blue，MB)在有效提高感染性休克治疗预后中具有一定功效[13-17]。本文就与此相关的研究进展作一综述。

1 亚甲蓝的临床药理特点

亚甲蓝(亦称美蓝、次甲蓝或甲烯蓝)是化学名为氯化3,7-双(二甲氨基)吩噻嗪-5 三水合物,分子式 $C_{16}H_{18}ClN_3S \cdot 3H_2O$,化学结构见图2,其相对分子质量为 373.90 的墨绿色针状结晶体,在水溶液中可呈最大吸收峰为 664nm 的可见光区特征性吸收峰。亚甲蓝的水溶液在氧化性环境中蓝色,但遇锌、氨水等还原剂会被还原成无色状态。该化学品最早于 20 世纪初以氯化物形式作为解毒剂应用于临床治疗中。亚甲蓝为氧化还原剂,不同剂量具有相反双重生物药理效应。低浓度时,还原型辅酶Ⅰ脱氢酶(NADPH)保持其为还原型状态,能使高铁血红蛋白还原成血红蛋白而解毒,同时亚甲蓝又被氧化为氧化型亚甲蓝,如此反复循环;高浓度时,体内 NADPH 不足以保持其为还原型亚甲蓝,氧化型亚甲蓝增多,血红蛋白被氧化为高铁血红蛋白,可用于氰化物解毒。此外,亚甲蓝还作为临床许多疾病的诊断。研究发现,注入中低剂量亚甲蓝时,血压进行性升高,心肌收缩加强。进而应用于临床治疗感染性休克,发现其明显逆转感染性休克的血流动力学紊乱,又无明显副作用[13,17,18]。近年来,亚甲蓝临床主要用于治疗由亚硝酸盐、氯酸盐、醌类、醌亚胺类、苯胺及硝基苯等引起高铁血红蛋白血症、氰化物中毒。此外,亚甲蓝还具有明确的镇痛、抗微生物、抗肿瘤、纠正感染性休克时血流动力学紊乱以及治疗阴茎异常勃起等作用[19]。

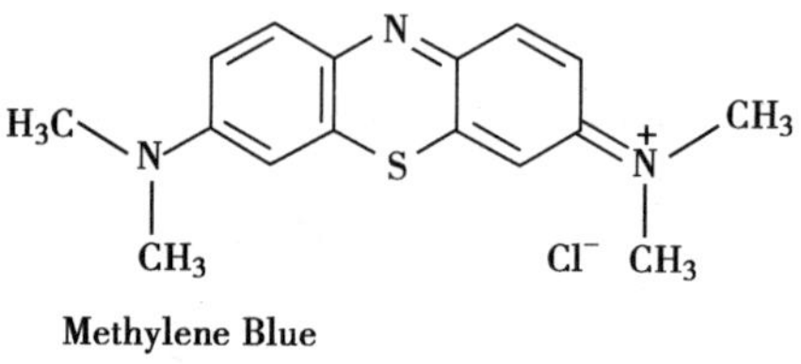

图 2 亚甲蓝的化学结构

亚甲蓝经静脉注射后作用迅速,基本不经过代谢即随尿排出;口服后在胃肠道的 pH 条件下可被吸收,并在组织内迅速还原为白色亚甲蓝。在 6 天内,74% 由尿排出,其中 22% 为原型,其余为白色亚甲蓝,且部分可能被甲基化。少量亚甲蓝通过胆汁,由粪便排出。

2 一氧化氮在感染性休克发生发展中的作用

感染性休克的病理生理机制十分复杂。研究表明,细胞功能失调、凝血功能紊乱、氧化还原反应失衡、免疫分子及免疫功能抑制、神经系统功能等均参与了感染性休克的发生发展过程[4,12]。许多研究证实,一氧化氮(Nitric oxide,NO)的过度产生在感染性休克的发生中有非常重要的意义[20-25]。

NO 是一种细胞内和细胞间的信号转导分子,在许多生理和病理过程中扮演着重要的角色。包括调节基因转录和 mRNA 翻译,以及辅助神经传递。NO 在血管张力调节(图3,图4)和过度产生时在休克的病理生理学中也发挥重要作用(图5)[13-15,17]。NO 是一种强力的血管舒张因子。在正常情况下,体内也可生成一定量的NO。NO 合成是以 L-精氨酸为底物,在一氧化氮合酶(NOS)催化下合成。NOS 包括 3 种类型:内皮细胞型 NOS(eNOS),主要存在于内皮细胞;神经元型 NOS(nNOS),主要存在于神经元;诱导型 NOS(iNOS)(图6)。eNOS 和 nNOS 属于细胞固有型 NOS(cNOS),在无诱导因素的情况下,cNOS 仍然存在基础性表达,其表达依赖于细胞内钙离子激活。而 iNOS 表达不依赖细胞内钙离子浓度变化,且通常情况下不表达,只有在机体受到损伤时,在细菌的内毒素和一些细胞因子,如肿瘤坏死因

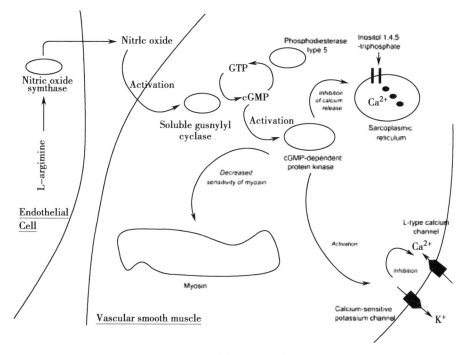

图3 NO 对血管平滑肌松弛的调节

L-精氨酸在 NOS 催化下产生 NO,NO 激活 sGC,导致细胞内 cGMP 产生增多,cGMP 依赖的蛋白激酶被激活,导致①肌球蛋白对钙诱导的收缩的敏感性降低;②激活钙敏感性钾通道,减少钙通道钙的进入;和③抑制肌质网钙的释放,这导致了平滑肌的松弛

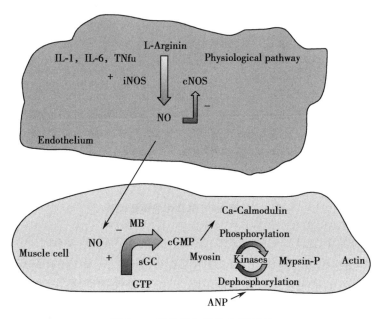

图4 一氧化氮介导的血管扩张

ANP 心房利钠肽;cGMP:环鸟苷酸;cNOS:细胞固有型 NOS;GTP:三磷酸鸟苷;IL-1:白介素 1;IL-6:白介素 6;iNOS:诱导性 NOS;MB:亚甲蓝;NO:一氧化氮;sGC:可溶性鸟苷酸环化酶;TNFα:肿瘤坏死因子 α

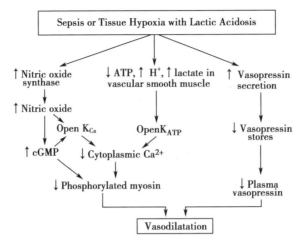

图5　分布性(血管舒张)休克的机制

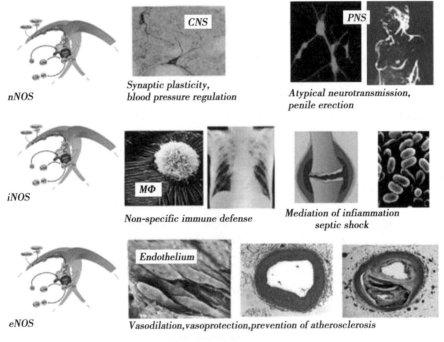

图6　不同 NOS 异构体的重要功能

子 α(TNF-α)、白介素1(IL-1)、γ-干扰素等的刺激下,内皮细胞、巨噬细胞、中性粒细胞、血管平滑肌细胞、心肌细胞等多种组织细胞可表达平时并不存在于体内的 iNOS,从而生成大量的 NO,导致外周血管的扩张及血管反应性下降,毛细血管通透性增高,体循环阻力下降[26]。有人认为 NO 的过量生成是休克时血管病理性扩张机制的最后共同通道。

　　NO 的重要信号传导通路是激活可溶性鸟苷酸环化酶(sGC),导致细胞内环鸟苷酸(cGMP)产生增多,启动 cGMP 下游信号转导,如激活 cGMP 依赖的蛋白激酶等。NO 通过促进 cGMP 的形成而具有很强的舒张血管平滑肌的作用[13-15]。研究证实通过 NO-cGMP 通路产生的过量 cGMP 在感染性休克的病理生理学中发挥重要作用。

感染性休克时，一方面发生毛细血管渗漏，导致血容量绝对不足，另一方面由于外周血管扩张，而导致血容量和血管床容积失衡，因而存在血容量相对不足，因此感染性休克具有低血容量性休克的特性；感染性休克时由于循环中心肌抑制物质（MDS）如心肌抑制因子（MDF）、TNF-α、IL-1，β-肾上腺受体-环腺苷酸（cAMP）信号传导障碍，心肌细胞内游离钙稳态调控失衡，缺血/再灌注损伤和线粒体功能障碍等机制导致心肌舒张和收缩功能障碍，因此感染性休克也具有心源性休克的特征；感染性休克最重要的特征是外周血管明显扩张，是一种分布性休克，虽然心输出量正常或增加，但是组织仍然存在明显的低灌注；由于动静脉明显扩张，重要内脏器官血流明显减少，而微血管分流明显增加。感染性休克的发病机制是一种细胞激活的复杂反应，其释放多种促炎介质，包括过量的 NO。脓毒症时通过 iNOS 大量产生的 NO 使 cGMP 产生明显增加，与感染性休克时顽固性低血压的形成密切相关[17]。许多动物实验证实给予脂多糖（即内毒素）后 NO 的大量产生，同时伴随有严重的低血压[17]。

3 亚甲蓝在感染性休克治疗中的可能机制

多个研究已经证实亚甲蓝的抗感染性休克作用机制主要与其血管收缩作用和正性肌力作用有关。亚甲蓝增加全身血管阻力的作用是通过抑制 sGC 和 NOS 活性而实现的（图 4）[13]。表 1 总结了亚甲蓝应用于感染性休克患者的相关研究[17]。研究表明亚甲蓝在感染性休克治疗中的可能机制包括以下 4 个方面[13-17]：①亚甲蓝在强抑制 sGC 的同时，也能直接抑制 NOS。亚甲蓝可有效地阻遏 iNOS 的表达，减少 NOS 蛋白的生成，从而降低 NO 的过量生成，抑制因其激活 NO-cGMP 通路下游 sGC 活性而生成的 cGMP 含量，使肌细胞膜超极化的阻滞缓解，增强肾上腺能递质的敏感性，进而升高细胞内钙离子浓度，促进血管平滑肌收缩强度提高血管阻力，使血压上升，心脏收缩力加强，心输出量增加，改善心功能，同时可使血管对儿茶酚胺类缩血管药物的反应性升高，封闭 NO 直接活化钾钙离子通道功能，降低细胞内游离钙离子浓度，从而提高了后续的药物治疗效果；②抑制 sGC，降低 cGMP。通过氧化全 sGC 酶活化起关键作用的亚铁血红蛋白和（或）巯醇，选择性强抑制 sGC。sGC 活化，细胞内 cGMP 升高，导致感染性休克心血管功能紊乱（心肌收缩力降低、血管平滑肌松弛以及血管通透性增加）。亚甲蓝阻断了 sGC 的后续过程，逆转感染性休克心血管功能紊乱；③亚甲蓝灭活或降低 NO 的活性。处于还原状态的亚甲蓝很容易被分子氧化为过氧化物，过氧化物能通过非 cGMP途径灭活 NO 占主体的内皮舒张因子（EDRF）。John 等的实验证实，亚甲蓝逆转内毒素后低血压，降低血浆 NO 至正常水平，可能也是亚甲蓝在抑制 NOS 同时灭活 NO 的结果；④清除氧自由基。氧自由基及其造成的损伤反应在感染性休克中起重要作用。感染性休克时有大量氧自由基产生而又不能及时清除，补充抗氧自由基物质，如 S-氮半胱胺酸、谷胱甘肽，能明显升高血压，增加心输出量和组织氧合。亚甲蓝可通过电子受体的形式争夺由细胞色素传递而来的电子，进而由还原型转化为氧化型，并有效抑制氧自由基的细胞毒性作用，发挥清除自由基的解毒效应，从而减轻机体内自由基过度堆积造成的心、肺等组织器官的损伤，利于感染性休克的治疗预后。

表1　亚甲蓝在感染性休克中应用的研究

作者	病例数	亚甲蓝剂量	效应
Andresen	10	1mg/kg 负荷量,至少 15 分钟	MAP、SVR、MPAP 升高
Brown	1	1.5mg/kg 负荷量,然后 17mg/h	MAP 升高
Daemen-Gubbels	9	2mg/kg 负荷量,至少 20 分钟	MAP 升高
Driscoll	4	1mg/kg,至少 60 分钟	BP 升高
Donati	15	3mg/kg,至少 10 分钟	MAP、SVR 升高
Dumbarton	1	100mg,然后 0.5mg/(kg·h)	BP 升高
Gachot	6	3mg/kg,至少 10 分钟	MAP、SVR、PVR、MPAP 升高
Grayling	1	2mg/kg 负荷量,然后 1mg/(kg·h)	BP 升高
Juffermans	15	1mg/kg,3mg/kg 或 7mg/kg 负荷量,至少 20 分钟	MAP 升高
Kirov	20	2mg/kg,然后 0.25,0.5,1,2mg/(kg·h)持续 1 小时	MAP 升高
Memis	30	0.5mg/(kg·h)持续 6 小时	MAP 升高
Park	20	1mg/kg	MAP、SVR 升高
Preiser	14	2mg/kg,至少 15 分钟	MAP、SVR 升高
Schneider	2	1mg/kg,至少 15 分钟	MAP、SVR、MPAP 升高
Weingartner	10	4mg/kg,至少 60 分钟	MAP、SVR、PVR 升高
Zygun	1	2mg/kg,至少 30 分钟	MAP 升高

MAP:平均动脉压,BP:血压,SVR:全身血管阻力,PVR:肺血管阻力,MPAP:平均肺动脉压

4　亚甲蓝在感染性休克中的临床应用

如前所述,感染性休克的发生与感染和细胞因子的刺激,iNOS 的大量表达,导致 NO 过量产生有关。与 cNOS 不同,iNOS 不受负反馈机制的调控。不受控制的 iNOS 兴奋导致血管扩张,心肌抑制,血管对血管收缩剂反应性降低和血管通透性明显增加。

然而,在感染性休克中有关针对 iNOS 过度表达的治疗仍存在争论。通过阻止 L-精氨酸与 NOS 催化位点结合和阻断 NO 产生的 L-精氨酸相似化合物非选择性地抑制 NOS。这些 L-精氨酸相似化合物虽然能使外周血管阻力(SVR)明显增加,但也使心输出量(CO)降低,因此对组织的氧合产生不利影响,并使感染性休克患者的死亡率增加[13]。虽然多数资料来源于动物实验研究,在 2004 年的一项大型Ⅲ期临床试验研究中,将 797 名脓毒症患者随机分为接受非选择性 NOS 抑制剂 N[G]-甲基-L-精氨酸盐酸盐组或安慰剂组,结果显示 NOS 抑制剂组的病死率增加[27]。虽然 iNOS 抑制与病死率相关性的机制还不清楚,但有人推测感染性休克期间 NO 的释放可能增加缺血区的血流,改善微循环,清除氧自由基,并通过增加巨噬细胞活性而发挥杀灭微生物的作用。因此,研究人员考虑抑制 NO 的下游或选择性 iNOS

抑制剂在阻断 NO 病理作用的同时是否可以通过保持 NO 对微循环的保护作用而对患者提供更大的益处。虽然亚甲蓝能抑制 NOS 和 sGC,一些证据表明它能选择性地抑制 iNOS。在兔过敏性休克模型中证实亚甲蓝对 sGC 的影响占优势[13]。尽管亚甲蓝能改善血压,亚甲蓝组和非亚甲蓝组之间血浆硝酸盐水平(NO 释放的标志物)无明显不同,表明亚甲蓝对 sGC 抑制大于其对 NOS 的抑制。亚甲蓝在脓毒症中的作用不同于其他 NO 抑制剂的机制仍然不清楚,推测亚甲蓝可能作用于 NO 级联中的不同介质,导致整体 NO 降低较少,因此可能保留 NO 的有益作用。

在人体只有 2 项小型随机对照试验对脓毒症时亚甲蓝的应用进行了研究。Kirov 等[28]对 20 例感染性休克患者的随机对照研究,将患者随机分为生理盐水组和亚甲蓝组,亚甲蓝组患者在静脉给予 2mg/kg 的亚甲蓝负荷剂量后,接着以 0.25mg/(kg·h),0.5mg/(kg·h),1mg/(kg·h)和 2mg/(kg·h)的速度增量输注,每一剂量持续 1 小时,结果显示亚甲蓝组患者平均动脉压(MAP)升高,血管加压药的需要量减少,但两组的生存率无明显差别。Memis 等[29]对 30 例脓毒症患者进行了随机对照研究,他们将患者随机分为接受生理盐水或以 0.5mg/(kg·h)的速度输注亚甲蓝持续 6 小时,发现接受亚甲蓝的患者 MAP 短时间明显升高,但两组的血浆细胞因子水平和病死率无明显不同。

除上述 2 项试验外,还有几项小型观察性研究对亚甲蓝在脓毒症中的应用进行了评价。Andresen 等[30]对 ICU 10 例严重感染性休克患者的前瞻性研究发现静脉给予亚甲蓝 1mg/kg 的患者,MAP,SVR 和肺动脉压(PAP)均明显增加,血乳酸水平降低,热稀释心输出量 CO 监测对氧输送没有影响。Donati 等[31]在 15 例感染性休克患者中前瞻性研究了亚甲蓝对血流动力学的影响,发现在所有患者,亚甲蓝能使 MAP,SVR 和 PAP 增加,但 CO 保持不变,氧传递不受亚甲蓝的影响。Preiser 等[32]在一项包括 14 例感染性休克患者的小型前瞻性临床试验中,发现给予亚甲蓝后 MAP 和 SVR 增加,但 CO 或氧输送没有增加。

除了上述随机对照研究和小型观察性研究外,迄今为止有关亚甲蓝在感染性休克中的应用还包括 9 个系列病例报告和 4 例病例报告[14]。这些病例报告均表明亚甲蓝可作为感染性休克的有效辅助治疗措施。

脓毒症时亚甲蓝的给药剂量和用药时机也进行了研究。Juffermans 等[33]对不同剂量亚甲蓝的作用进行了评价,他们将 15 例感染性休克患者随机分为 3 个不同剂量的亚甲蓝组,分别为亚甲蓝 1mg/kg(4 例)、3mg/kg(6 例)和 7mg/kg(5 例)组,所有患者开始用晶体液复苏,对持续低血压的患者给予多巴胺 5~10μg/(kg·min)或去甲肾上腺素开始剂量 0.2μg/(kg·min),结果发现亚甲蓝以剂量依赖性方式使 MAP,CO 和 SVR 短暂性增加(即使 1mg/kg 的剂量),但大剂量的亚甲蓝(7mg/kg)可能损害内脏灌注。Lo 等[14]推荐在应用血管收缩药仍然持续性低血压的感染性休克患者静脉给予亚甲蓝(1%)的剂量为 1~2mg/kg。Fernandes 等[34]在大鼠脓毒症模型中对脓毒症不同阶段应用亚甲蓝的结局进行了研究,发现如果在脓毒症晚期而不是脓毒症早期应用亚甲蓝,能使存活率得到改善。作者推测这种结果与通常脓毒症晚期 sGC 水平升高有关。Kwok 等[35]在亚甲蓝在脓毒症中应用的系统综述总结说,虽然研究主要是观察性的,但是亚甲蓝增加 SVR 和 MAP,其对氧输送和病死率的影响仍不清楚。

综上所述,在感染性休克患者中亚甲蓝可能产生有益作用,但仍有许多问题没有解决,如给药的合适剂量、给药时机以及给药的持续时间等,因此还需要进一步的大型随机、前瞻和对照性的临床研究。

参 考 文 献

[1] Vincent JL,De Backer D. Circulatory shock. N Engl J Med,2013,369(18):1726-1734.

[2] Cecconi M,De Backer D,Antonelli M,et al. Consensus on circulatory shock and hemodynamic monitoring. Task force of the European Society of Intensive Care Medicine. Intensive Care Med, 2014,40(12):1795-1815.

[3] Singer M,Deutschman CS,Seymour CW,et al. The Third International Consensus Definitions for Sepsis and Septic Shock(Sepsis-3). JAMA,2016,315(8):801-810.

[4] Seymour CW,Rosengart MR. Septic Shock:Advances in Diagnosis and Treatment. JAMA, 2015,314(7):708-717.

[5] Shankar-Hari M,Phillips GS,Levy ML,et al. Developing a New Definition and Assessing New Clinical Criteria for Septic Shock:For the Third International Consensus Definitions for Sepsis and Septic Shock(Sepsis-3). JAMA,2016,315(8):775-787.

[6] Seymour CW,Liu VX,Iwashyna TJ,et al. Assessment of Clinical Criteria for Sepsis:For the Third International Consensus Definitions for Sepsis and Septic Shock(Sepsis-3). JAMA,2016,315(8):762-774.

[7] Abraham E. New Definitions for Sepsis and Septic Shock:Continuing Evolution but With Much Still to Be Done. JAMA,2016,315(8):757-759.

[8] Jacob JA. New Sepsis Diagnostic Guidelines Shift Focus to Organ Dysfunction. JAMA. 2016,315(8):739-740.

[9] Rhodes A,Evans LE,Alhazzani W,et al. Surviving Sepsis Campaign:International Guidelines for Management of Sepsis and Septic Shock:2016. Crit Care Med,2017,Jan 17. doi:10. 1097/CCM. 0000000000002255. [Epub ahead of print].

[10] Berry M,Patel BV,Brett SJ. New Consensus Definitions for Sepsis and Septic Shock:Implications for Treatment Strategies and Drug Development? Drugs,2017,Feb 10. doi:10. 1007/s40265-017-0698-0. [Epub ahead of print].

[11] Perner A,Gordon AC,De Backer D,et al. Sepsis:frontiers in diagnosis,resuscitation and antibiotic therapy. Intensive Care Med,2016,42(12):1958-1969.

[12] McConnell KW,Coopersmith CM. Pathophysiology of septic shock:from bench to bedside. Presse Med,2016,45(4 pt2):e93-98.

[13] Hosseinian L,Weiner M,Levin MA,et al. Methylene Blue:Magic Bullet for Vasoplegia? Anesth Analg,2016,122(1):194-201.

[14] Lo JC,Darracq MA,Clark RF. A review of methylene blue treatment for cardiovascular collapse. J Emerg Med,2014,46(5):670-679.

[15] Paciullo CA,McMahon Horner D,et al. Methylene blue for the treatment of septic shock. Pharmacotherapy,2010,30(7):702-715.

[16] Schlesinger JJ,Burger CF. Methylene Blue for Acute Septic Cardiomyopathy in a Burned Patient. J Burn Care Res,2016,37(3):e287-291.

[17] Jang DH,Nelson LS,Hoffman RS. Methylene blue for distributive shock:a potential new use of an old antidote. J Med Toxicol,2013,9(3):242-249.

[18] Clifton J 2nd,Leikin JB. Methylene blue. Am J Ther, 2003,10(4):289-291.

[19] 周训蓉,李江萍. 亚甲蓝的化学、药理研究及临床应用进展. 中国药业,2008,17(4):62-64.

[20] Kakihana Y,Ito T,Nakahara M,et al. Sepsis-induced myocardial dysfunction:pathophysiology and management. J Intensive Care,2016,4:22.

[21] Duan C,Yang G,Li T,et al. Advances in Vascular Hyporeactivity After Shock:The Mechanisms and Managements. Shock,44(6):524-534.

[22] De Backer D,Orbegozo Cortes D,Donadello K,et al. Pathophysiology of microcirculatory dysfunction and the pathogenesis of septic shock. Virulence,2014,5(1):73-79.

[23] Titheradge MA. Nitric oxide in septic shock. Biochim Biophys Acta,1999,1411(2-3):437-455.

[24] Levy B,Collin S,Sennoun N,et al. Vascular hyporesponsiveness to vasopressors in septic shock:from bench to bedside. Intensive Care Med,2010,36(12):2019-2029.

[25] Cauwels A,Brouckaert P. Nitrite regulation of shock. Cardiovasc Res,2011,89(3):553-559.

[26] Förstermann U,Sessa WC. Nitric oxide synthases:regulation and function. Eur Heart J,2012,33(7):829-837.

[27] López A,Lorente JA,Steingrub J,et al. Multiple-center,randomized,placebo controlled,double-blind study of the nitric oxide synthase inhibitor 546C88:effect on survival in patients with septic shock. Crit Care Med,2004,32(1):21-30.

[28] Kirov MY,Evgenov OV,Evgenov NV,et al. Infusion of methylene blue in human septic shock:a pilot,randomized,controlled study. Crit Care Med,2001,29(10):1860-1867.

[29] Memis D,Karamanlioglu B,Yuksel M,et al. The influence of methylene blue infusion on cytokine levels during severe sepsis. Anaesth Intensive Care,2002,30(6):755-762.

[30] Andresen M,Dougnac A,Díaz O,et al. Use of methylene blue in patients with refractory septic shock:impact on hemodynamics and gas exchange. J Crit Care,1998,13(4):164-168.

[31] Donati A,Conti G,Loggi S,et al. Does methylene blue administration to septic shock patients affect vascular permeability and blood volume? Crit Care Med,2002,30(10):2271-2277.

[32] Preiser JC,Lejeune P,Roman A,et al. Methylene blue administration in septic shock:a clinical trial. Crit Care Med,1995,23(2):259-264.

[33] Juffermans NP,Vervloet MG,Daemen-Gubbels CR,et al. A dose-fnding study of methylene blue to inhibit nitric oxide actions in the hemodynamics of human septic shock. Nitric Oxide,2010,22(4):275-280.

[34] Fernandes D,Sordi R,Pacheco LK,et al. Late,but not early,inhibition of soluble guanylate cyclase decreases mortality in a rat sepsis model. J Pharmacol Exp Ther,2009,328(3):991-999.

[35] Kwok ES,Howes D. Use of methylene blue in sepsis:a systematic review. J Intensive Care Med,2006,21(6):359-363.

5 基因多态性与术后认知功能障碍关系的研究进展

徐州医科大学江苏省麻醉学重点实验室,江苏省麻醉与镇痛
应用技术重点实验室,江苏　徐州 221004

王登基,高灿

作者简介

王登基,男,麻醉学硕士,主要从事学习记忆的研究。

高灿(通讯作者),女,教授,博士研究生导师,江苏省麻醉学重点实验室副主任,徐州医科大学麻醉学院副院长,江苏特聘教授,中国药理学会麻醉药理专业委员会委员,美国神经科学学会、美国科学研究学会、中国神经科学学会会员,江苏省神经科学学会理事,Neurobiology of Learning and Memory 期刊编委,中国博士后科研基金评审专家。E-mail:gaocan@ xzhmu. edu. cn。

基金项目:国家自然科学基金(81273489、81471101),江苏省自然科学基金(BK2012582),江苏高校自然科学研究重大项目(12KJA180008),江苏高校"青蓝工程"科技创新团队,江苏省六大人才高峰,江苏省"麻醉学"双创团队。

摘要　术后认知功能障碍(postoperative cognitive dysfunction,POCD)的特征性表现是麻醉和手术后认知功能的持续性下降。基因多态性对其发生发展有重要影响,在发病机制尚不明确的情况下,进一步阐述基因多态性对 POCD 的作用,有利于对 POCD 的研究提供新的思路。

关键词:POCD;基因多态性;载脂蛋白 E;C-反应蛋白;补体;磷酸二酯酶 4D

1　POCD 概述

术后认知功能障碍((postoperative cognitive dysfunction,POCD)是指麻醉手术后患者记忆力、抽象思维、定向力障碍,同时伴有社会活动能力的减退,即人格、社交能力及认知能力

和技巧的改变,是老年患者术后常见的中枢神经系统并发症。术后认知功能障碍研究小组(ISPOCD)在一个多国联合研究中,发现术后 1 周 POCD 发生率高达 25.8%,在术后 3 个月降到 9.9%,术后 12 个月的随访中依然可见到 10% 的发生率[1]。国内报道 POCD 的发生率从 21.2% ~40.5% 不等。目前尚缺乏有效的预测和治疗方法。

　　POCD 的发病机制包括多个方面,如中枢胆碱能系统的功能降低、神经递质受体异常、应激、炎症反应等。各个方面都有大量的和较为深入的研究,但是确切的机制尚不明确。一些学者进而对 POCD 患者个体差异进行研究,发现基因多态性与 POCD 的发生有密切联系。

2　基因多态性及其在 POCD 中的作用

2.1　基因多态性　基因多态性是指在一个生物群体中,同时和经常存在两种或多种不连续的变异型或基因型或等位基因。其可以使基因的转录水平或活性的增强或降低、改变遗传密码、启动子的突变及非转录区的突变、导致蛋白质肽链中的片段缺失等。如果基因多态性的碱基的取代、缺失、插入引起编码序列的核苷酸顺序改变,在转录和翻译合成蛋白质的过程中,有的对多肽链中氨基酸的排列顺序产生影响,有的不产生影响。早期临床上有关基因多态性的研究是从 HLA 基因开始的,分析基因型在疾病发生易感性方面的作用,如 HLA-B27 等位基因与强直性脊椎炎发生率的密切关联,可作为诊断的依据。

2.2　APOE 基因多态性与 POCD　载脂蛋白(APOE)是一种多态性蛋白,参与脂蛋白的转化与代谢过程,Zannis 于 1981 年根据 APOE 表型提出 APOE 基因模型,认为 APOE 的合成是由位于一个基因位点上的三个等位基因所控制,即 $\varepsilon 2$、3 和 4,每一个等位基因对应于一个主要异构体产生 3 种纯合子($\varepsilon 2/2$,$\varepsilon 3/3$,$\varepsilon 4/4$)和三种杂合子($\varepsilon 2/3$,$\varepsilon 2/4$,$\varepsilon 3/4$)共 6 种常见表型其多态性与多种疾病有关。其中 $\varepsilon 4$ 具有精氨酸残基,使其构象不稳定,影响 APOE 的功能,可能对神经系统发生毒害作用并显著影响认知功能[2]。

　　1993 年,Schmechel 研究发现,晚发性家族型老年痴呆(AD)患者 $\varepsilon 4$ 频率增多[3],随后大量的实验证明了 APOE$\varepsilon 4$ 在 AD 中发挥重要作用,但是 APOE$\varepsilon 4$ 在 POCD 中的作用尚存在争议。1997 年首次提出 POCD 与心脏病术后患者的载脂蛋白 APOE 等位基因 $\varepsilon 4$ 相关[4],但随后的 Abildstrom 等人未能发现 APOE 基因多态性与非心脏手术患者术后 1 周及 3 个月认知功能障碍的发生有明显联系[5],但是由于作者在实验过程中人为地筛选掉一些患者导致得到的 POCD 的发生率偏低,结果有一定的局限性。其他的研究中也得到类似报道[6,7],APOE4 与 POCD 6 周或术后 1 年的发生率没有明显联系。但是在一项大规模的临床研究中,Yingmin Cai 等人对 2000 名汉族老年人的研究中发现:术后 3 天时吸入麻醉组 APOE4 基因型与 POCD 的发生率明显相关[8]。与最近的一项研究相符合[9]。一些学者认为,APOE$\varepsilon 4$ 引起的神经认知功能变化的效应是短暂急性的,只发生在术后较短的时间里。以上各个实验由于对于术后的认知功能评价时间点不同,导致其发生率及结果存在差异。由于各种复杂因素的干扰,等位基因 $\varepsilon 4$ 与 POCD 的关系还有待进一步证实。

2.3 c3 基因多态性与 POCD C3 是血清中含量最高的补体成分,主要由巨噬细胞和肝脏合成,在 C3 转化酶的作用下,裂解成 C3a 和 C3b 两个片段,在补体经典激活途径和旁路激活途径中均发挥重要作用。在小鼠脑中风模型中发现 C3 基因敲除能减少缺血范围,保护认知功能。进一步的研究发现 C3 可以通过影响海马神经元的突出可塑性以及神经发生影响学习记忆[10]。研究者 Alpert 在人的 C3 中发现补体成分的基因多态性,人类 C3 普遍存在C3f、C3s 两种基因型[11]。大量的研究发现其多态性与多种疾病有关[12-14]。Gigante 等人在通过对 147 例接受 CEA 手术患者分析发现 C3f 基因型患者其 POCD 发生率明显高于C3s 基因型患者[15]。可能的机制是 C3f 基因型患者 C3 水平升高,而 C3 对海马依赖的认知功能的损伤中起着重要作用[16,17]。但在 CEA 患者中 C3f 基因型如何影响 C3 水平还需进一步研究。

2.4 PDE4D 基因多态性与 POCD 磷酸二酯酶具有水解细胞内第二信使(cAMP,环磷酸腺苷或 cGMP,环磷酸鸟苷)的功能,降解细胞内 cAMP 或 cGMP,从而终结这些第二信使所传导的生化作用,PDE4D 可以特异性水解细胞内第二信使 cAMP,cAMP 的水平低会导致血管平滑肌细胞迁移和增殖,以及促进炎症和细胞因子的释放,这些都会促进疾病的发生发展,如在脑卒中起到重要作用。2003 年通过对家族性缺血性脑疾病的调查发现编码 PDE4D 的基因与卒中的联系很密切[18]。之后大量的实验对其多态性进行研究,发现 SNP83 与颈动脉性卒中有关[19-21]。对 PDE4D 敲除小鼠的实验中发现 PDE4D 能减少海马的神经发生,从而影响小鼠的记忆[22]。而 PDE4D 的基因多态性会影响 PDE4D 的浓度水平,Heyer 等人试图发现 PDE4D 基因多态性与 POCD 有无关联,通过对 340 名 CEA 术后患者调查发现其 SNP83位点 C/C 基因型患者术后认知功能发生率明显高于其他基因型患者[23]。学者对 PDE4D 对认知功能的影响研究发现其可能的机制是 PDE4D 能够降解 cAMP 为无活性的 5'-AMP,从而抑制 cAMP/PKA 通路及下游的 CREB 的磷酸化,进一步影响神经源性营养因子的表达,影响机体的认知功能[24-27]。基因多态性具体是如何影响 PDE4D 的表达,进而影响认知功能的尚不清楚。

2.5 CRP 基因多态性与 POCD CRP 是机体非特异性免疫机制的一部分,它结合 C-多糖,在 Ca^{2+} 存在时可结合细胞膜上磷酸胆碱,可激活补体的经典途径,增强白细胞的吞噬作用,调节淋巴细胞或单核/巨噬系统功能,促进巨噬细胞组织因子的生成。在一项调查中发现发生认知障碍的患者的 CRP 浓度明显高于没有认知障碍的患者[28]。虽然 CRP 的升高并非特异性标志,但是它们反映了组织的损伤、病原体的感染、免疫刺激等炎症过程。有研究发现血浆 CRP 与 IL-6 浓度增高与老年人的认知功能减退相关。

血浆 CRP 浓度还受其基因多态性的影响,如 rsll30864 的 TT 基因型携带者显示出较高的血浆 hs-CRP 水平,CRP 基因含多达 40 个 SNP。其多态性发现与多种疾病相关,如心血管疾病、缺血性脑疾病、炎症性肠病等[29,30]。而 CRP 的同义单核苷酸多态性+1059 基因位于外显子 2 上,其并不影响基因的功能和表型,但是可以影响该特定基因翻译后蛋白的折叠和功能。Mathew 等人通过对 513 名冠状动脉搭桥(GABG)手术患者研究发现1059G/G 基因型患者发生 POCD 的概率明显高于其他基因型患者,对患者血浆 CRP 浓度进行分析发现 1059G/G 患者其术后 24 小时血浆浓度明显高于其他基因型患者[31]。虽然作者在实验中无法排除与选择素-P(SELP)1087G/A 单核苷酸多态性的连锁不平衡性,但以证明其 CRP+1059 基因单核苷酸多态性可影响手术患者后的认知功能。其可能是直接影响 CRP 的浓度也可能是通过改变其蛋白功能发挥作用。但具体过程及机制仍需进一步的研究。

3 结语

基因多态性能够影响 POCD 的发生,但是由于 POCD 是多因素综合结果的,干扰因素过多对于基因多态性如何影响 POCD 的发生发展的仍不清楚,而且由于基因多态性有明显的种族差异,因此在基因-环境交互作用模式上,不同的种族之间有可能不同。所以,开展我国人群的基因多态性与 POCD 关系的研究具有重要的意义。

参 考 文 献

[1] Moller JT,Cluitmans P,Rasmussen LS,et al. Long-term postoperative cognitive dysfunction in the elderly IS-POCDI study ISPOCD investigators. International Study of Post-Operative Cognitive Dysfunction. Lancet. ,1998,351 (9106):857-861.

[2] Zannis,Breslow. Human very low density lipoprotein apolipoprotein E isoprotein polymorphism is explained by genetic variation and posttranslational modification. Biochemistry,1981,20(4):1033-1041.

[3] Schmechel,Saunders,Strittmatter,et al. Increased amyloid beta-peptide deposition in cerebral cortex as a consequence of apolipoprotein E genotype in late-onset Alzheimer disease. Proc Natl Acad Sci USA,1993,90(20):9649-9653.

[4] Tardiff,Newman,Saunders,et al. Preliminary report of a genetic basis for cognitive decline after cardiac operations. Ann Thorac Surg,1997,715-720.

[5] Abildstrom,Christiansen,Siersma,et al. Apolipoprotein E genotype and cognitive dysfunction after noncardiac surgery. Anesthesiology,2004,101(4):855-861.

[6] McDonagh,Mathew,Barbara. Cognitive Function after Major Noncardiac Surgery,Apolipoprotein E4 Genotype,and Biomarkers of Brain Injury. Anesthesiology,2010,112 :852-859.

[7] Bryson,Wyand,Wozny,et al. A prospective cohort study evaluating associations among delirium,postoperative cognitive dysfunction,and apolipoprotein E genotype following open aortic repair. Can J Anaesth,2011,58(3):246-255.

[8] Cai Y,Hu H,Liu P,et al. Association between the apolipoprotein E4 andpostoperative cognitive dysfunction in elderly patients undergoing intravenous anesthesia and inhalation anesthesia. Anesthesiology,2012,116:84-93.

[9] Karsten Bartels,Yi-Ju Li,Yen-Wei Li,et al. Apolipoprotein epsilon 4 genotype is associated with less improvement in cognitive function five years after cardiac surgery:a retrospective cohort study. Can J Anesth/J Can Anesth,2015,62:618-626.

[10] Perez-Alcazar,Daborg,Stokowska,et al. Altered cognitive performance and synaptic function in the hippocampus of mice lacking C3. Exp Neurol,2014,253:154-164.

[11] Rambausek,Wall Bake,Schumacher-Ach,et al. Genetic polymorphism of C3 and Bf in IgA nephropathy. Nephrol Dial Transplant,1987,2(4):208-211.

[12] Poznansky, Clissold, Lachmann, et al. The difference between human C3F and C3S results from a single amino acid change from an asparagine to an aspartate residue at position 1216 on the alpha chain of the complement component, C3. J Immunol, 1989, 143(11):3860-3862.

[13] Welch TR1, Beischel L, Kleesattel A. Functional consequences of the genetic polymorphism of the third component of complement. J Pediatr, 1990, 116(5):S92-97.

[14] Damman, Daha, Leuvenink et al. Association of complement C3 gene variants with renal transplant outcome of deceased cardiac dead donor kidneys. Am J Transplant, 2012, 12(3):660-668.

[15] Gigante, Kotchetkov, Kellner et al. Polymorphisms in complemen t component 3 (C3F) and complement factor H (Y402H) increase the risk of postoperative neuro cognitive dysfunct ion following carotid endarter ectomy. J Neurol Neurosurg Psychiatry, 2011, 82:247 -253.

[16] Bartók, Walport Comparison of the Binding of C3S and C3F to Complement Receptors Types 1, 2, and 3′. The Journal of Immunology, 1995, 154:5367-5375.

[17] Mastellos, Complement emerges as a masterful regulator of CNS homeostasis, neural synaptic plasticity and cognitive function. Experimental Neurology 2014, 261:469-474.

[18] Gretarsdottir, Thorleifsson, Reynisdotti. et al The gene encoding phosphodiesterase 4D confers risk of ischemic stroke. Nat Genet, 2003, 35(2):131-138.

[19] Daniel ; Ritesh Kaushal; Brett Kissela, et al Association of Phosphodiesterase 4D WithIschemic StrokeA Population-Based Case-Control Study. Stroke, 2006, 37:371-376.

[20] Liu X, Zhu R, Li L et al. Genetic polymorphism in PDE4D gene and risk of ischemic stroke in Chinese population: a meta-analysis. PLoS One, 2013, 8(6):e66374.

[21] Yan Y, Luo XP, Zhang JL, et al. Association between phosphodiesterase 4D polymorphism SNP83 and ischemic stroke. Journal of the Neurological Sciences, 2014, 338 (1-2):3-11.

[22] Schaefer, Braun, Amos-Kroohs, et al. A new model of Pde4d deficiency: genetic knock-down of PDE4D enzyme in rats produces an antidepressant phenotype without spatial cognitive effects. Genes Brain Behav, 2012, 11(5):614-622.

[23] Heyer, Mergeche, Ward, et al. Phosphodiesterase 4D Single-Nucleotide Polymorphism 83 and Cognitive Dysfunction in Carotid Endarterectomy Patients. Neurosurgery, 2013, 73(5):791-796.

[24] Li YF, Cheng YF, Huang Y, et al. Phosphodiesterase-4D knock-out and RNA interference-mediated knock-down enhance memory and increase hippocampal neurogenesis via increased cAMP signaling. J Neurosci, 2011, 31(1):172-183.

[25] Lerner, Epstein. Cyclic nucleotide phosphodiesterases as targets for treatment of haematological malignancies. Biochem. J, 2006, 393:21-41 .

[26] Zhang LF, Jin CH, Lu XB, et al. Aluminium chloride impairs long-term memory and downregulates cAMP-PKA-CREB signalling in rats. Toxicology, 2014, 323:95-108.

[27] Shi JP, Chen WD, Zhou JQ, et al. Investigation of single nucleotide polymorphisms in phosphodiesterase 4D gene in Mongol and Han patients with ischemic stroke in Inner Mongolia. Genet Mol Res, 2015, 14(3): 10281-10287.

[28] Zhang YH, Guo XH, Zhang QM, et al. Serum CRP and urinary trypsin inhibitor implicate postoperative cognitive dysfunction especially in elderly patients. Int J Neurosci, 2015, 125(7):501-506.

[29] Yazmín, Carlos Alfonso, Isela, et al. The role of gene variants of the inflammatory markers CRP and TNF-α in cardiovascular heart disease: systematic review and meta-analysis. Int J Clin Exp Med, 2015, 8 (8):

11958-11984.

[30] Najar,Ghaderian,Panah,et al. C-reactive protein（CRP）gene polymorphisms；implication in CRP plasma levels and susceptibility to acute myocardial infarction. Mol Biol Rep,2012,39;3705-3712.

[31] Mathew,Podgoreanu,Grocott et al,Genetic variants in P-selectin and C-reactive protein influence susceptibility to cognitive decline after cardiac surgery. J Am Coll Cardiol,2007,49(19);1934-1942.

6 学习记忆电生理学研究方法——LTP记录技术

江苏省麻醉学重点实验室,江苏省麻醉与镇痛应用技术重点
实验室,徐州医科大学麻醉学院,江苏 徐州 221004
金路,孙楠,高灿

作者简介

金路,男,麻醉学硕士在读,主要从事学习记忆的研究。

高灿(通讯作者),简介见前。

基金项目:国家自然科学基金(81273489、81471101),江苏省自然科学基金
(BK2012582),江苏高校自然科学研究重大项目(12KJA180008),江苏高校
"青蓝工程"科技创新团队,江苏省"六大人才"高峰,江苏省"麻醉学"双创团
队。目前主要从事认知功能障碍的基础和临床研究。

摘要 背景 长时程增强(long-term potentiation,LTP),作为衡量突触可塑性的
一项重要的生理指标,目前已广泛应用于学习记忆的病理生理研究中。**目的**
学习大鼠海马 LTP 的记录方法。**内容** 归纳总结了大鼠海马在体及离体
LTP 的记录方法及注意事项。**趋向** LTP 是研究学习记忆的重要模型,熟练
掌握海马 LTP 的记录技术,为学习记忆的研究提供更加充分的依据指导。

关键词 电生理;长时程增强(long-term potentiation,LTP);海马;学习记忆

长时程增强(long-term potentiation,LTP)是指突触前神经元受到短时间的快速重复性刺激后,在突触后神经元快速形成的持续时间较长的突触后电位增强的现象。LTP 在中枢神经系统尤其在海马等与学习记忆有关的脑区发生,海马中存在一个三突触联系的回路,即穿通纤维-齿状回、苔状纤维-CA3 区、Schaffer 侧支-CA1 区(图 1)[1,5]。海马 LTP 是研究学习记忆的一个重要模型,广泛应用于学习记忆的生理学和病理学研究[2]。

LTP 实验一般分为离体脑片记录和在体记录两大类[3]。脑片标本保持了部分在体情况下的神经通路,并且易于施加药物和观察药物的直接作用,但是脑片的制备过程比较复杂,

且不可避免地损伤复杂的神经网络,因此脑片仅是对生理条件的近似模拟,这使得脑片 LTP 可能与在体情况有一定的差异。在体海马 LTP 的优势在于能真实地反映生理状态下神经突触活动的情况,能够在整体条件下观察神经突触活动的变化,可通过口服、注射等整体给药的途径观察药物对神经突触可塑性的影响,利于从宏观角度研究和探讨神经系统药物的作用机理[4]。

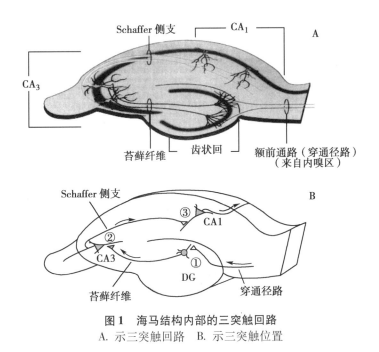

图1　海马结构内部的三突触回路
A. 示三突触回路　B. 示三突触位置

1　大鼠海马脑片长时程增强记录技术

1.1　操作步骤

1.1.1　选用 160~200g Wistar 大鼠(小鼠海马脑片长时程增强记录技术和大鼠相同)。动物麻醉后迅速断头,切开头皮暴露头骨,用直剪沿脑中线剪开颅骨,左右分开,用弯镊小心剥去软脑膜,取全脑置于 4℃ ACSF(NaCl 124mM,KCl 5mM,D-$C_6H_{12}O_6$ 10.0mM,KH_2PO_4 1.2mM,$MgSO_4$ 1.3mM,$NaHCO_3$ 26mM,$CaCl_2$ 2.5mM)中降温 1~2 分钟,使解剖结构清晰易于剥离。

1.1.2　而后在 4℃ 供氧情况下,用振动切片机沿与海马长轴垂直的方向将其切成约 300μm 的海马脑片。全部海马脑片置于不断通入氧混合器的 ACSF 中,在室温下孵育,1 小时后更换孵育液一次。

1.1.3　将孵育后的海马脑片置于脑片浴槽中并固定,不断通入氧混合气,用蠕动泵持续灌流 ACSF(2ml/min),使海马脑片全浸于液面之下。双极刺激电极置于 CA3 区的 Schaffer 侧枝上,记录电极为玻璃微电极(内充 4M 的 NaCl 溶液,阻抗 3~5MΩ),置于 CA1 区锥体细胞层。由刺激器输出刺激信号经隔离器至刺激电极,通过微电极放大器与计算机连接,由 pClamp 10.2 软件记录细胞外诱发场兴奋性突触后电位(field excitatory postsynaptic potential,fEPSP)。

1.1.4 LTP 诱发首先用中等强度的单刺激(频率为 0.05Hz,波宽为 200μs)诱发出特征性的基础 fEPSP,fEPSP 稳定后调节 fEPSP 至最大幅值的 50% ~ 60% ,记录 15 分钟,然后施以高频刺激(high frequency stimulation,HFS)(频率 100Hz,每串刺激包含 100 个脉冲,共 4 个串刺激,串间隔为 20 秒),此时可以记录到增大的 fEPSP,并持续记录 1 小时[6]。

1.1.5 给药方法 当观察药物对海马脑片 CA1 区基础突触传递的影响时,先用 ACSF 灌流海马脑片,记录 fEPSP 10 分钟,然后用含药 ACSF 灌流,记录 fEPSP 20 分钟;当观察药物对海马脑片 CA1 区 LTP 的影响时,空白组海马用 ACSF 孵育并灌流,给药组海马脑片用含药 ACSF 孵育并灌流[6]。

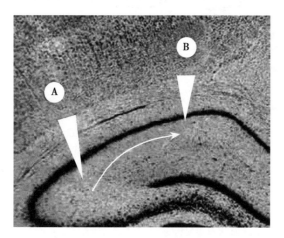

图2 大鼠海马脑片横切结构示意图
A. 刺激电极的位置;B. 记录电极位置

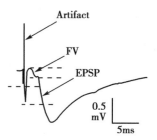

图3 CA1 区 EPSP 示意图
图中包括刺激伪迹(Artifact)、突触前纤维群峰(Fiber Volley,FV)、兴奋性突触后电位(EPSP)

1.2 结果判定 以 fEPSP 斜率相对值(%)为观察指标[4]。具体测量方法是以灌流给药或高频刺激之前 10 分钟内的 fEPSP 斜率均值为 100%,所有各点的 fEPSP 斜率分别与之比较,得各时间点的 fEPSP 斜率相对值,以百分比(%)表示。fEPSP 斜率均值则是指灌流给药或高频刺激之后全部时间点的 fEPSP 斜率相对值的均值。

给药前后数据分析采用配对 t 检验;两组间数据分析采用成组 t 检验;多组间数据分析采用单因素方差分析,两两比较采用 SNK 检验。

1.3 注意事项与模型评价

1.3.1 取全脑,海马剥离要迅速;剪开颅骨时要注意剪刀应向上紧靠颅骨,减少挤压动物大脑。

1.3.2 断头、取脑、剥离以及切片的整个操作过程要快,尽可能缩短脑组织尤其是海马组织在空气中的暴露时间,以防其软化坏死,影响海马生理活性。

1.3.3 在快速操作的同时要动作轻柔,切勿挤压脑组织特别是海马组织,因为受挤压的海马活性会大大下降。

1.3.4 在整个海马脑片制备的过程中应注意充分降温,最好在冰浴下进行,全脑取出后应迅速置于 4℃ 或冰浴的 ACSF 中,剥离海马时要不断浇灌冰冷的 ACSF 降温。

1.3.5　脑片外环境的酸碱度是否适宜是关系到实验成败的关键因素之一,制备、孵育脑片的 ACSF 的 pH 值应维持在 7.3 ~ 7.4 为宜。

1.3.6　整个实验过程中温度的控制对实验结果的影响也是一个不容忽视的因素,在脑片孵育以及电位记录的过程中温度保持在 29 ~ 31℃ 为宜,温度过低或过高都会影响脑片活性。

2　麻醉大鼠海马在体长时程增强记录技术

2.1　操作步骤

2.1.1　立体定位　实验大鼠(小鼠在体海马 LTP 与大鼠相同,但立体定位参数不一样)腹腔注射乌拉坦(1.5g/kg)麻醉后,将其头部先用内耳杆固定于耳窝处,以不产生左右移动为标准。然后用外耳杆固定于立体定位仪上。暴露出颅骨,去除骨膜,用脱脂棉擦去颅骨表面的组织和血液使骨缝清晰。记录电极和刺激电极均采用涂过绝缘漆的不锈钢针灸针,记录电极为单极电极,刺激电极为双电极,用鳄鱼夹作为参比电极,夹在两侧分离开的小鼠皮肤上。在颅骨左侧(或右侧)按如下定位参数记录海马 CA1 区椎体细胞顶树突层的场兴奋性突触后电位(图 4):

记录电极[3]:

前囟后 3.4mm,中缝旁 2.5mm,皮质下 2.5 ~ 3.0mm。

刺激电极:

前囟后 4.2mm,中缝旁 3.8mm,皮质下 3.8 ~ 4.0mm。

2.1.2　诱发场兴奋性突触后电位的记录:按上述定位参数用电钻钻孔,无需撕开软脑膜,将双极刺激电极和单极记录电极缓慢同步垂直插入海马内刺激和记录部位,即 schaffer 侧支和 CA1 区放射层,接近预

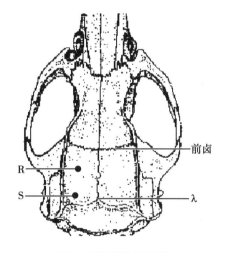

图 4　开颅部位示意图

定部位时,缓慢、精细调节刺激电极和记录电极的下插深度,同时每 10 ~ 20 秒给予一个波宽为 50ms,强度为 2.5 ~ 5mv 的正电压刺激。测试刺激频率为 0.033Hz,直至出现最佳的 fEPSP,然后将电极位置固定,在最佳 fEPSP 处以引起最大反应 30% ~ 40% 的刺激强度作为记录基础 fEPSP 的刺激强度,记录持续 30 分钟以确保基础性突触传递的稳定性[7]。

2.1.3　LTP 的诱发:诱发 LTP 的 HFS 为 200Hz,每串刺激包含 20 个脉冲,共 3 个串刺激,串间隔为 30 秒。HFS 诱发出 LTP 后连续记录 60 分钟以观察 LTP 反应的长时程特点[7]。

LTP 诱发成功的判断标准:

各实验室不尽相同,一般在麻醉大鼠上的判断标准为:串刺激后 fEPSP 幅值≥30%,维持时间≥30 分钟。

2.1.4　给药方法:串刺激前 30 分钟可单次灌胃给药,也可侧脑室给药、腹腔给药、静脉给药,还可以长期灌胃给药。根据实验目的、条件和药物性质选择。

2.2　结果判定

2.2.1　以 fEPSP 斜率相对值(%)为观察指标[4]。具体测量方法是以 HFS 之前 30 分

钟内的 fEPSP 斜率均值为 100%,所有各点的 fEPSP 斜率分别与之比较,得各时间点的 fEPSP 斜率相对值,以百分比(%)表示。fEPSP 斜率均值则是指灌流给药或高频刺激之后全部时间点的 fEPSP 斜率相对值的均值。

2.2.2　LTP 成功诱发率:同一串刺激参数下,成功诱发 LTP 的小鼠例数占实验小鼠的总例数的百分比,反映 LTP 的易化程度。

2.2.3　数据处理:fEPSP 斜率的比较用析因设计资料的方差分析和 SNK 检验;当只采用一种串刺激时,LTP 诱发成功率的比较用 Fisher 精确检验,当采用多种串刺激时,则采用高维列联表 Logistic 回归分析或相关统计学检验方法,检验的显著水平可设为 $P<0.05$ 或 $P<0.01$。

2.3　注意事项与模型评价

2.3.1　固定头骨时要注意力度,以防头骨变形导致定位不准。

2.3.2　在体 LTP 神经通路连接损伤较少,相对脑片 LTP 能更真实地反映生理状态下神经突触活动的情况。

参 考 文 献

[1] 韩济生.神经科学[M].北京:北京大学出版社,2009:923-924.

[2] Korte M,Herrnlann U,Zhang X,et al. The role of APP and APLP for synaptic transmission,plasticity,and network function:lessons from genetic mouse models [J]. Exp Brain Res,2011,217:435-440.

[3] 张日辉.实用电生理基础 [M].北京:北京师范大学出版社,2011:137-164.

[4] 魏伟,吴希美,李元建.药理实验方法学.第 4 版[M].北京:人民卫生出版社,2010:624-629.

[5] 刘振伟.实用膜片钳技术 [M].北京:军事医学科学出版社,2006:160-167.

[6] Hao JR,Sun N,Lei L,et al. L-Stepholidine rescues memory deficit and synaptic plasticity in models of Alzheimer's disease via activating dopamine D1 receptor/PKA signaling pathway [J]. Cell Death Dis,2015:e1965. doi:10.1038/cddis.2015.315.

[7] 韩维娜,原丽,刘晓杰,等.大鼠空间学习记忆和海马长时程增强的相关性研究.中华行为医学与脑科学,2012,7:630-633.

7 胆碱能抗炎通路的研究进展

第三军医大学第一附属医院麻醉科,重庆市沙坪坝区
高滩岩正街 30 号　400038
马剑波*,鲁开智,顾健腾

作者简介

马剑波(第一作者),硕士研究生。研究方向:麻醉药物的器官保护作用。电话:18375722461。E-mail:smmu2001@126.com

鲁开智(通讯作者),男,医学博士,主任医师,教授,博士研究生导师,现任第三军医大学西南医院麻醉科主任、中华医学会麻醉学分会常务委员,中华医学会麻醉学分会临床及转化医学研究学组组长,重庆市医学会麻醉学专委会主任委员等职务。研究方向:肝肺综合征。以第一作者或通讯作者发表学术论文五十余篇,在国外学术刊物(SCI 收录)上发表论文 25 篇;总影响因子 80.925。电话:023-65423270。E-mail:lukaizhi@hotmail.com

顾健腾(通讯作者),副主任医师,副教授,硕士生导师。研究方向:麻醉药物器官保护分子机制。电话:13983716009。E-mail:gjt1976@163.com

* 国家自然科学基金项目(编号:81272068)

摘要　背景　炎症反应是机体对外界刺激的重要防御性机制,适度炎症反应可弱化或消除外界侵害,维持机体内稳态;炎症反应不足或缺失,可导致机体感染易感或加剧;过度炎症反应则可导致诸多临床常见疾病,如动脉粥样硬化、风湿性关节炎、糖尿病、Alzheimer 病等[1,2]。炎症反应不足或过度都可能给机体造成严重伤害,甚至危及生命。因此,精细可控的炎症反应对机体而言非常重要。目前研究表明,神经内分泌系统对炎症的反射性调控是机体防御的重要机制之一,其中近年来发展的"胆碱能抗炎途径"理论对于深入理解和阐释炎症的精密调控具有重要意义。**目的**　了解胆碱能抗炎通路对炎症调控及对机体的保护作用的研究进展。**内容**　查阅并归纳总结了近年来 PubMed、Medline 等数据库中有关

的期刊文献中关于胆碱能抗炎通路最新的研究进展。**趋向** 作为一种新兴的神经-免疫调节通路,胆碱能抗炎通路有着反应迅速、分布广泛、定位准确、调控精确等特点,未来应用其原理来治疗相关临床疾病的方法也会越来越多,其在临床应用方面的前景更是令人期待。

关键词 胆碱能抗炎通路;炎症反射;迷走神经;细胞因子

1 胆碱能抗炎通路的起源

长期以来,如何干预和调控炎症反应并使其向有利方向转归是人们一直探讨的问题。2000 年 Tracey 在《Nature》上撰文,首次提出"胆碱能抗炎通路"(cholinergic anti-inflammatory pathway, CAP)概念,开创了炎症反应调控研究的新领域[3]。CAP 的提出要追溯到对药物 CNI-1492 抗炎作用的研究。CNI-1492 能通过大脑间接发挥抗炎作用,从而抑制大鼠足趾局部注射刺激物角叉菜胶导致的炎症反应,该抗炎作用可以被电刺激迷走神经所模拟,也可通过切断迷走神经以阻断[4]。继而 Tracey 在进一步实验中证实,乙酰胆碱(Acetylcholine, ACh)可显著抑制脂多糖(Lipopolysaccharide, LPS)诱导的人巨噬细胞释放肿瘤坏死因子(tumour necrosis factor, TNF),同时也可呈剂量依赖性抑制 LPS 诱导的其他细胞因子,如白细胞介素(Interleukin, IL)IL-1β、IL-6、IL-18 等,且这些作用是通过转录后抑制其蛋白合成,并与烟碱、毒蕈碱乙酰胆碱受体作用而发挥的[3]。同时在体实验证实,电刺激外周迷走神经可促进体内 ACh、抗炎激素或抗炎细胞因子释放,进而抑制 LPS 诱导的外周致炎细胞因子活性

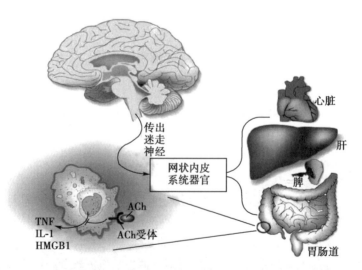

图 1　(摘自 Tracey KJ. The inflammatory reflax. Nature, 2002, 420:853-859):传出迷走神经活动导致包括心脏、肝、脾及胃肠道等网状内皮系统器官上的 ACh 释放。ACh 与组织巨噬细胞上的 α 环蛇毒素敏感的烟碱乙酰胆碱受体作用从而抑制 TNF、IL-1、HMGB1 和其他细胞因子释放

及水平,而切断迷走神经则可导致炎症因子含量增加[3]。这些研究表明神经-免疫作用能直接调节炎症反应而快速发挥防御作用,该过程有赖于胆碱能受体和激活的副交感传出神经(迷走神经)的共同作用,故而将其命名为"胆碱能抗炎通路"[1,3](图1)。

2 CAP 的构成

传出迷走神经、神经递质 ACh 和 α7 亚基烟碱乙酰胆碱受体(α7nAChR)三者有机构成了一个完整的神经-免疫调节反射通路,而脾则是该环路中不可或缺的抗炎效应器官[5]。

既往研究表明,近 80% 的迷走神经纤维是感觉纤维,主要分布于气道、心、肝、胃肠等器官[6],炎症反应发生时,迷走神经通过外周感受器官由迷走传入纤维将炎症信息传入大脑,然后再由迷走传出纤维实时对大脑指令作出反应调整以维持机体内稳态,从而完成一个炎症反射环路[1](图2)。

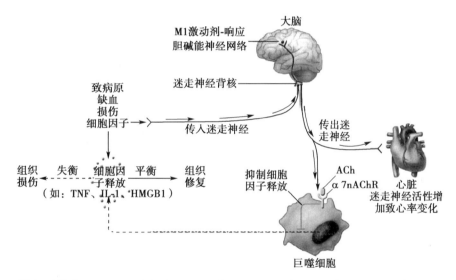

图 2 （摘自 **Tracey KJ. Physiology and immunology of the cholinergic antiinflammatory pathway. J Clin Invest,2007,117:289-296**）:各种损伤所致组织细胞因子释放增加,在通常情况下是有利于机体恢复的。但在炎症反应失衡或者反应过度的情况下,同样的介质则会导致疾病的发生。中枢神经系统发出信号经迷走神经传至巨噬细胞上的 α7nAChR 从而抑制细胞因子释放,同时迷走神经活动也增加了瞬时心率变异性。炎症信号经迷走神经传入中枢可激活传出抗炎信号从而抑制细胞因子释放,此被称为"炎症反射"

胆碱能神经递质的受体主要有烟碱和毒蕈碱受体两类,nAChR 家族最先发现于神经系统,是配体门控离子通道[7,8]。在 CAP 中,胆碱能抗炎效应首先是通过 α 环蛇毒素敏感的烟碱乙酰胆碱受体调节巨噬细胞产生的细胞因子活性被发现的[3]。Wang 等[9]通过将反义寡核苷酸(Antisense Oligonucleotides,AS)作用于人 α7nAChR 基因的转录起始密码子的实验发现烟碱对 TNF 抑制作用的具体受体为 α7nAChR;而在体实验也表明,迷走神经对 LPS 导致的全身炎症反应 TNF 释放的抑制作用同样依赖于 α7nAChR。以上结果证实,α7nAChR 在 CAP 中对炎症因子的抑制和释放发挥着至关重要的作用。

ACh 作为一种神经递质早已被认识，无论在生理还是病理状态其都能影响血管的紧张性，但由于 ACh 的半衰期短，因此其临床使用作用非常有限[10]。但在生理上，ACh 被认为是一种抗炎介质，可抑制固有免疫反应或炎症因子释放；通过刺激迷走神经或直接用烟碱作用于 α7nAChR 均可导致迷走神经末梢 ACh 释放增加，ACh 作用于 LPS 预处理的巨噬细胞，可抑制细胞表面 TNF-α 水平[11]。

炎症反应时，通过 α7nAChR 依赖的迷走神经传递抗炎信号至脾，从而抑制炎症细胞因子的产生，而脾切除则可直接降低细胞因子表达水平，这与迷走神经兴奋所致抑制效应相同[12]，综合以上结果表明，迷走神经、α7nAChR 及 ACh 三者共同组成了 CAP，而脾则是该通路中不可或缺的效应器官。

3 CAP 与脾及交感神经的研究

迷走神经传出纤维源自迷走神经背核，直达腹腔肠系膜上神经丛脾神经，传递抗炎信号至脾，脾神经末梢释放去甲肾上腺素并激活特定表达胆碱乙酰转移酶的 T 淋巴细胞（ChAT+ T 细胞）上的 β2 肾上腺素受体，经转录最终合成 ACh，而在缺乏功能性 ChAT+ T 细胞的裸鼠，刺激迷走神经不能合成 ACh，也不能产生抗炎作用[13,14]。迷走神经能够调控内皮细胞激活和白细胞迁移，然而内皮细胞和皮下组织并没有迷走神经的分布[15,16]，说明包括内皮细胞在内的许多组织和器官上的 ACh 释放并非来源于神经系统，而是功能性 ChAT+ T 细胞合成的结果[17]。

颈迷走神经电刺激能减少腹侧膈下迷走神经切除的大鼠脾及血清中 TNF 水平，而在腹腔内选择性部分迷走神经分支切除或脾切除的大鼠则该抑制效应消失，表明脾和血清 TNF 水平的调节需要完整的腹腔内迷走神经的参与[12]。但目前根据神经解剖学对神经束路追踪及神经生理学的研究认为，迷走传出神经元和脾交感神经元没有突触连接，电刺激切断的迷走神经外周端也没有诱发脾神经的动作电位，而对缺乏 α7nAChR 的小鼠采用直接刺激脾神经也能抑制全身性炎症反应，该过程依赖于脾神经自身的动作电位，表明该抗炎效应是交感抗炎通路介导的，说明电刺激迷走神经对脾的作用是通过非神经通路完成的[18-20]，提示目前有关炎症反射迷走神经传出端的理论还值得进一步商榷。在全身性炎症反应中，迷走神经对脾 TNF-α 的产生和释放是依赖于脾上去甲肾上腺素能交感神经的分布的，而非迷走神经动作电位的传递[21]。去甲肾上腺素可通过 ChAT+ T 细胞激活脾上的巨噬细胞释放 ACh，ACh 作用于 α7nAChR 产生抗炎作用，下调促炎细胞因子水平和表达[22]，说明交感神经传出支及其递质在迷走神经主导的炎症反射中起着同样作用。综上所述，脾迷走节前神经元与交感节后神经元之间没有突触联系，脾交感神经元是受脾交感节前神经直接支配的，而在炎症反射中，炎症反射神经传出支对脾的效应显然包括了交感神经通路，说明从迷走神经至脾可能存在着一种非神经联系机制[18]。

目前对 CAP 抗炎作用的研究还没有任何明确的证据证实迷走传出神经的抗炎作用是独立于交感神经系统单独存在的。交感神经的激活能发挥有效的抗炎作用，调控巨噬细胞产生和释放炎症细胞因子，这与迷走神经的抗炎效应相一致[23]。有研究证实，绝大部分涉及刺激迷走传出神经发挥的抗炎效应均与同时激活了肾上腺髓质和交感神经系统有关，但目前还没有人进一步检验在阻断交感神经或者肾上腺素能，或者肾上腺脱髓质后，再单独刺激迷走传出神经在炎症反应中的效应[23]。

4 CAP 的研究应用与临床疾病

至今尚无明确药物能有效预防缺血再灌注损伤。但目前研究表明,烟碱和选择性 α7nAChR 激动剂对不同器官缺血再灌注动物模型均表现出明显的保护作用。对双侧肾缺血再灌注大鼠在灌注前后给予烟碱或者是 GTS-21(选择性 α7nAChR 激动剂),均能显著减轻肾缺血导致的急性肾功能不全和肾小管坏死[24-26]。对前脑脑缺血再灌注大鼠模型给予毒扁豆碱能减轻脑部炎症、内皮细胞损伤和超氧阴离子自由基产生[27]。心搏骤停复苏的患者由于脑部神经元的损伤,其脑部炎症可导致 CAP 的抗炎活性下降[28,29],而在缺血后临床治疗时间窗内立即给予选择性 α7nAChR 激动药可对缺血再灌注细胞死亡和炎症反应提供显著的保护作用[30]。烟碱激活 α7nAChR 能明显抑制缺血再灌注所致肝损害,该保护作用可能与诱导 HO-1 高表达有关,但其保护作用存在一个治疗时间窗,且随着作用时间延长而减弱[31,32]。

对于脓毒症所致急性肾损伤,肾小管功能紊乱及管球反馈机制的激活是其主要原因[33]。电刺激迷走神经已被证实在缺血再灌注损伤、脓毒症、失血性休克等模型中均可抑制炎症反应,其主要是通过抑制血清和脾的促炎细胞因子 TNF-α、IL-6 浓度来抑制炎症反应的[11,24,34]。而对于类风湿性关节炎,通过直接在患者颈部植入神经刺激器来刺激迷走神经,可有效缓解症状,达到良好的临床治疗效果[35]。在心肌缺血再灌注模型大鼠发现,短期内应用电刺激迷走神经可通过对抗交感、减少肾上腺素能递质释放、减少心肌的炎症细胞因子和心肌细胞凋亡从而达到保护心肌细胞和减少心肌梗死面积的目的[36]。最近的研究发现,电刺激内毒素血症大鼠迷走神经还可明显抑制凝血反应激活和减轻纤溶反应[37],提示 CAP 不仅影响炎症反应,而且还影响着促凝和抗凝平衡。

在中枢神经系统内有大量的 α7nAChR 表达,其主要参与学习与记忆,在一些神经精神疾病,例如 Alzheimer 病、Parkinson 病、癫痫以及精神分裂症等,可能与其表达水平下调或者受体减少有关[22]。目前,应用电刺激颈迷走神经治疗难治性癫痫已被临床证实安全有效,而且全世界已有超过 25 000 人接受了该安全又易耐受的治疗方案,而这一治疗方法还被运用到了包括抑郁症和 Alzheimer 病等多种神经精神疾病的治疗[12,38]。另外有研究报道脾淋巴细胞胆碱能信号紊乱有可能同术后认知功能下降的代谢综合征有关[39]。而 Kipnis 等[40]在《Nature》上发表的文章揭示,大脑像其他组织一样,具有淋巴管系统,能够通过脑膜淋巴管将脑脊液和免疫细胞输送到颈深淋巴结,与外周免疫系统相连接,参与从中枢到外周的免疫调节。因此有理由推测,CAP 在神经退行性疾病的作用必然与神经系统淋巴细胞转运、AChR、迷走神经活性及 ACh 的激活与释放等有着极其密切的关系,而这还有待于人们进一步去探索和研究。

目前认为,慢性低水平炎症是肥胖症的主要特征之一,胰岛素抵抗是其根本原因,其基本病理变化是动物脂肪组织产生的促炎细胞因子产物增加从而导致炎症发生[41]。而炎症性肠病也是以慢性复发性炎症为特征,在炎症性肠病患者发现促炎转录因子 NF-κB 被激活、肠黏膜上炎症细胞因子 TNF-α 高表达[42-44]。烟碱已被证实可有效降低肥胖相关性慢性炎症以及胰岛素抵抗,也可降低活动性结肠炎患者炎症反应并增强肠道功能[45-47],而在

α7nAChR 基因敲除后其抗炎作用消失,提示烟碱对肥胖症及炎症性肠病的抗炎作用是通过 α7nAChR 发挥作用的[48]。曾经有人试图把烟碱作为一种治疗肥胖症和炎症性肠病的新药,但由于其本身的毒性相关的副作用以及非特异性,在临床使用上还是受到了很大限制[48]。

右美托咪定,作为一种新型选择性 α2 肾上腺素能受体激动药,在临床上主要作为麻醉辅助药,能发挥镇静、镇痛、抗焦虑、阻滞交感神经等作用,广泛应用于临床麻醉、重症监护及术后镇静[49,50]。研究证明在 LPS 诱导的内毒素血症小鼠给予右美托咪定预处理可通过增加颈迷走神经放电频率而激活 CAP,从而抑制炎症细胞因子表达起到抗炎作用[51]。右美托咪定还可呈剂量依赖性的抑制大鼠颈上神经节(主要是交感神经)的 Na+ 和 nAChR 通道,并且该抑制作用并不依赖 α2 肾上腺素能受体[52],表明右美托咪定在抑制交感神经的同时增强迷走神经活性,但其增强迷走神经活性是直接还是间接作用机制尚不明确。在对另一类似药物美托咪定的研究中,观察到美托咪定能够抑制心脏和胃的交感神经活性,致使去甲肾上腺素释放减少,并选择性的激活心脏迷走神经导致 ACh 释放增加同时抑制胃迷走神经导致 ACh 释放减少[53]。由于美托咪定在治疗心力衰竭的同时不会引起胃肠方面的相关副作用,因此未来可能成为一种颇具潜力的心力衰竭治疗药物[53]。

5 结语

对 CAP 的研究至今已有十余年。作为一种新兴的神经-免疫调节通路,CAP 相较于体液抗炎通路,有着反应迅速、分布广泛、定位准确、调控精确等特点,随着对 CAP 研究的深入,其在临床应用方面的前景更是令人期待,未来应用迷走神经刺激和 α7nAChR 激动剂来治疗相关临床疾病的方法也会越来越多。同时,CAP 作为一个独立系统的局限性也越来越被人们所认识。因此,未来对 CAP 的研究应该在现有研究的基础上,对其与体液免疫和交感神经系统之间的交互作用,胆碱能药物的开发,药物的抗炎作用与 CAP 的交互影响等方面进行更加深入的研究。

参 考 文 献

[1] Tracey KJ. The inflammatory reflex[J]. Nature,2002,420(6917):853-859.

[2] Nathan C. Points of control in inflammation[J]. Nature,2002,420(6917):846-852.

[3] Borovikova LV,Ivanova S,Zhang M,et al. Vagus nerve stimulation attenuates the systemic inflammatory response to endotoxin[J]. Nature,2000,405(6785):458-462.

[4] Borovikova LV,Ivanova S,Nardi D,et al. Role of vagus nerve signaling in CNI-1493-mediated suppression of acute inflammation[J]. Auton Neurosci,2000,85(1-3):141-147.

[5] Rosas-Ballina M,Ochani M,Parrish WR,et al. Splenic nerve is required for cholinergic antiinflammatory pathway control of TNF in endotoxemia[J]. Proc Natl Acad Sci U S A,2008,105(31):11008-11013.

[6] Berthoud HR,Neuhuber WL. Functional and chemical anatomy of the afferent vagal system[J]. Auton Neurosci,2000,85(1-3):1-17.

[7] Gotti C,Zoli M,Clementi F. Brain nicotinic acetylcholine receptors:native subtypes and their relevance[J]. Trends Pharmacol Sci,2006,27(9):482-491.

[8] Kalamida D,Poulas K,Avramopoulou V,et al. Muscle and neuronal nicotinic acetylcholine receptors. Structure,function and pathogenicity[J]. FEBS J,2007,274(15):3799-3845.

［9］ Wang H,Yu M,Ochani M,et al. Nicotinic acetylcholine receptor alpha7 subunit is an essential regulator of inflammation［J］. Nature,2003,421(6921):384-388.

［10］ Kamata K,Hosokawa M,Matsumoto T,et al. Acetylcholine-induced vasodilation in the perfused kidney of the streptozotocin-induced diabetic rat:role of prostacyclin［J］. J Smooth Muscle Res,2006,42(5):159-170.

［11］ Joe Y,Kim HJ,Kim S,et al. Tristetraprolin mediates anti-inflammatory effects of nicotine in lipopolysaccharide-stimulated macrophages［J］. J Biol Chem,2011,286(28):24735-24742.

［12］ Huston JM,Ochani M,Rosas-Ballina M,et al. Splenectomy inactivates the cholinergic antiinflammatory pathway during lethal endotoxemia and polymicrobial sepsis［J］. J Exp Med,2006,203(7):1623-1628.

［13］ Rosas-Ballina M,Olofsson PS,Ochani M,et al. Acetylcholine-synthesizing T cells relay neural signals in a vagus nerve circuit［J］. Science,2011,334(6052):98-101.

［14］ Gautron L,Rutkowski JM,Burton MD,et al. Neuronal and nonneuronal cholinergic structures in the mouse gastrointestinal tract and spleen［J］. J Comp Neurol,2013,521(16):3741-3767.

［15］ Giebelen IA,van Westerloo DJ,LaRosa GJ,et al. Stimulation of alpha 7 cholinergic receptors inhibits lipopolysaccharide-induced neutrophil recruitment by a tumor necrosis factor alpha-independent mechanism［J］. Shock,2007,27(4):443-447.

［16］ Saeed RW,Varma S,Peng-Nemeroff T,et al. Cholinergic stimulation blocks endothelial cell activation and leukocyte recruitment during inflammation［J］. J Exp Med,2005,201(7):1113-1123.

［17］ Koopman FA,Schuurman PR,Vervoordeldonk MJ,et al. Vagus nerve stimulation:a new bioelectronics approach to treat rheumatoid arthritis? ［J］. Best Pract Res Clin Rheumatol,2014,28(4):625-635.

［18］ Bratton BO,Martelli D,McKinley MJ,et al. Neural regulation of inflammation:no neural connection from the vagus to splenic sympathetic neurons［J］. Exp Physiol,2012,97(11):1180-1185.

［19］ Romanovsky AA. The inflammatory reflex:the current model should be revised［J］. Exp Physiol,2012,97(11):1178-1179.

［20］ Vida G,Pena G,Deitch EA,et al. alpha7-cholinergic receptor mediates vagal induction of splenic norepinephrine［J］. J Immunol,2011,186(7):4340-4346.

［21］ Martelli D,McKinley MJ,McAllen RM. The cholinergic anti-inflammatory pathway:a critical review［J］. Auton Neurosci,2014,182:65-69.

［22］ Baez-Pagan CA,Delgado-Velez M,Lasalde-Dominicci JA. Activation of the Macrophage alpha7 Nicotinic Acetylcholine Receptor and Control of Inflammation［J］. J Neuroimmune Pharmacol,2015,10(3):468-476.

［23］ Nance DM,Sanders VM. Autonomic innervation and regulation of the immune system (1987-2007)［J］. Brain Behav Immun,2007,21(6):736-745.

［24］ Yeboah MM,Xue X,Duan B,et al. Cholinergic agonists attenuate renal ischemia-reperfusion injury in rats ［J］. Kidney Int,2008,74(1):62-69.

［25］ Yeboah MM,Xue X,Javdan M,et al. Nicotinic acetylcholine receptor expression and regulation in the rat kidney after ischemia-reperfusion injury［J］. Am J Physiol Renal Physiol,2008,295(3):F654-661.

［26］ Sadis C,Teske G,Stokman G,et al. Nicotine protects kidney from renal ischemia/reperfusion injury through the cholinergic anti-inflammatory pathway［J］. PLoS One,2007,2(5):e469.

［27］ Kutsuna S,Tsuruta R,Fujita M,et al. Cholinergic agonist physostigmine suppresses excessive superoxide anion radical generation in blood,oxidative stress,early inflammation,and endothelial injury in rats with forebrain ischemia/reperfusion［J］. Brain Res,2010,1313:242-249.

［28］ Doyle KP,Simon RP,Stenzel-Poore MP. Mechanisms of ischemic brain damage［J］. Neuropharmacology,2008,55(3):310-318.

［29］ Qiu J,Nishimura M,Wang Y,et al. Early release of HMGB-1 from neurons after the onset of brain ischemia

[J]. J Cereb Blood Flow Metab,2008,28(5):927-938.

[30] Norman GJ,Morris JS,Karelina K,et al. Cardiopulmonary arrest and resuscitation disrupts cholinergic anti-inflammatory processes: a role for cholinergic alpha7 nicotinic receptors[J]. J Neurosci,2011,31(9): 3446-3452.

[31] Park J,Kang JW,Lee SM. Activation of the cholinergic anti-inflammatory pathway by nicotine attenuates hepatic ischemia/reperfusion injury via heme oxygenase-1 induction[J]. Eur J Pharmacol,2013,707(1-3): 61-70.

[32] Crockett ET,Galligan JJ,Uhal BD,et al. Protection of early phase hepatic ischemia-reperfusion injury by cholinergic agonists[J]. BMC Clin Pathol,2006,6:3.

[33] Keir I,Kellum JA. Acute kidney injury in severe sepsis:pathophysiology,diagnosis,and treatment recommendations[J]. J Vet Emerg Crit Care (San Antonio),2015,25(2):200-209.

[34] Guarini S,Altavilla D,Cainazzo MM,et al. Efferent vagal fibre stimulation blunts nuclear factor-kappaB activation and protects against hypovolemic hemorrhagic shock[J]. Circulation,2003,107(8):1189-1194.

[35] Andersson U,Tracey KJ. A new approach to rheumatoid arthritis:treating inflammation with computerized nerve stimulation[J]. Cerebrum,2012:3.

[36] Zhao M,He X,Bi XY,et al. Vagal stimulation triggers peripheral vascular protection through the cholinergic anti-inflammatory pathway in a rat model of myocardial ischemia/reperfusion[J]. Basic Res Cardiol,2013, 108(3):345.

[37] van Westerloo DJ,Giebelen IA,Meijers JC,et al. Vagus nerve stimulation inhibits activation of coagulation and fibrinolysis during endotoxemia in rats[J]. J Thromb Haemost,2006,4(9):1997-2002.

[38] Beekwilder JP,Beems T. Overview of the clinical applications of vagus nerve stimulation[J]. J Clin Neurophysiol,2010,27(2):130-138.

[39] Su X,Feng X,Terrando N,et al. Dysfunction of inflammation-resolving pathways is associated with exaggerated postoperative cognitive decline in a rat model of the metabolic syndrome[J]. Mol Med,2012,18: 1481-1490.

[40] Louveau A,Smirnov I,Keyes TJ,et al. Structural and functional features of central nervous system lymphatic vessels[J]. Nature,2015.

[41] Bastard JP,Maachi M,Lagathu C,et al. Recent advances in the relationship between obesity,inflammation, and insulin resistance[J]. Eur Cytokine Netw,2006,17(1):4-12.

[42] Brown SJ,Mayer L. The immune response in inflammatory bowel disease[J]. Am J Gastroenterol,2007,102 (9):2058-2069.

[43] Wang S,Liu Z,Wang L,et al. NF-kappaB signaling pathway,inflammation and colorectal cancer[J]. Cell Mol Immunol,2009,6(5):327-334.

[44] Ungar B,Chowers Y,Yavzori M,et al. The temporal evolution of antidrug antibodies in patients with inflammatory bowel disease treated with infliximab[J]. Gut,2014,63(8):1258-1264.

[45] Wang X,Yang Z,Xue B,et al. Activation of the cholinergic antiinflammatory pathway ameliorates obesity-induced inflammation and insulin resistance[J]. Endocrinology,2011,152(3):836-846.

[46] McGrath J,McDonald JW,Macdonald JK. Transdermal nicotine for induction of remission in ulcerative colitis [J]. Cochrane Database Syst Rev,2004,(4):CD004722.

[47] Ji H,Rabbi MF,Labis B,et al. Central cholinergic activation of a vagus nerve-to-spleen circuit alleviates experimental colitis[J]. Mucosal Immunol,2014,7(2):335-347.

[48] Lakhan SE,Kirchgessner A. Anti-inflammatory effects of nicotine in obesity and ulcerative colitis[J]. J Transl Med,2011,9:129.

[49] Farag E,Argalious M,Abd-Elsayed A,et al. The use of dexmedetomidine in anesthesia and intensive care:a review[J]. Curr Pharm Des,2012,18(38):6257-6265.

[50] Zhang H,Zhou F,Li C,et al. Molecular mechanisms underlying the analgesic property of intrathecal dexmedetomidine and its neurotoxicity evaluation:an in vivo and in vitro experimental study[J]. PLoS One,2013,8(2):e55556.

[51] Xiang H,Hu B,Li Z,et al. Dexmedetomidine controls systemic cytokine levels through the cholinergic anti-inflammatory pathway[J]. Inflammation,2014,37(5):1763-1770.

[52] Yang L,Tang J,Dong J,et al. Alpha2-adrenoceptor-independent inhibition of acetylcholine receptor channel and sodium channel by dexmedetomidine in rat superior cervical ganglion neurons[J]. Neuroscience,2015,289:9-18.

[53] Shimizu S,Akiyama T,Kawada T,et al. Medetomidine suppresses cardiac and gastric sympathetic nerve activities but selectively activates cardiac vagus nerve[J]. Circ J,2014,78(6):1405-1413.

8 α₂肾上腺素能受体激动剂器官保护作用的研究进展

第三军医大学西南医院手术麻醉科,重庆 400038

马剑波,鲁开智,顾健腾

作者简介

见前。

摘要 背景 α_2 受体激动剂具有调节机体内源性儿茶酚胺、镇静、镇痛等重要生理功能,其通过抗交感、抑制细胞炎症和凋亡、抑制氧化应激反应、激活细胞保护信号通路等多种途径能够对重要脏器发挥保护作用。**目的** 了解 α_2 肾上腺素能受体(α_2 受体)激动剂对机体各器官保护作用的研究进展。**内容** 通过查阅近年 CBM、PubMed、EMBASE、Medline 数据库中有关 α_2 受体激动剂关于脑、心、肺、肾等器官保护作用的文献并进行归纳和总结,对比 α_2 受体激动剂对其效应器官的不同作用,并对其器官保护作用进行综述。**趋向** α_2 受体激动剂具有确切的多器官保护作用,其在临床应用方面将会越来越广,但尚需进一步研究以明确其机制。

关键词 α_2 肾上腺素能受体激动剂;器官保护

α_2 肾上腺素能受体(α_2 受体)激动剂是 G 蛋白耦联受体家族成员之一,具有 G 蛋白受体的一般生物学特性,分为 α_{2A}、α_{2B}、α_{2C} 三种亚型,分布于全身多种细胞、组织和器官,包括神经系统突触前后膜、血管及其他平滑肌、胃肠道与肾脏等,具有抑制去甲肾上腺素释放,调节机体内源性儿茶酚胺、镇静、镇痛等重要生理功能[1]。当前普遍认为其受体激动剂作用机制包括 G 蛋白和细胞内信号转导、抑制或增加腺苷酸环化酶活性、调节离子通道活性[2]。而目前临床常用的 α_2 受体激动剂主要有可乐定(Clonidine)和右美托咪定(Dexmedetomidine,Dex),可乐定出现于 20 世纪 60 年代,最初是作为鼻黏膜血管收缩剂合成的,之后其降血压、酒精及毒品戒断、镇痛及椎管内麻醉方面等辅助药理性质才逐渐为大家所认识[3]。Dex 是新一代 α_2 受体激动剂,对 α_2 受体具有高选择性,其对 α_2 受体的亲和力是可乐定的 8 倍,具有中枢抗交感特性,从而发挥镇静、镇痛、抗焦虑等作用,且对呼吸无抑制,在临床麻醉、重症监护及术后镇静中得到了广泛应用[4]。随着 Dex 的推广与使用,α₂ 受体激动后所产生的生理效应越来越受到重视,尤其是其对重要脏器的保护作用及机制探索研究渐成热点,目前各项研究已证实其对心、肝、肺、脑、肾等诸器官均有明确的保护作用。因此,本文综述 α₂ 受体激动剂对机体各器官保护作用的研究进展。

1 肺保护作用

临床各种致病因素均可导致急性肺损伤(acute lung injury,ALI)。其基本病理生理改变主要是由于各种直接和间接致伤因素导致的肺泡上皮细胞及毛细血管内皮细胞损伤,造成弥漫性肺间质及肺泡水肿,导致的急性低氧性呼吸功能不全。而炎性反应失控是急性肺损伤的根本原因,因此抑制过度炎性反应成为治疗急性肺损伤的重要靶点[5]。目前认为 α₂ 受体激动剂对不同病因所致肺损伤均有保护作用,下面分述其保护机制。

1.1 机械通气诱导的急性肺损伤 尤其是高潮气量通气模式(HVT),可增加肺部趋化因子(如巨噬细胞炎性反应蛋白-2)、细胞因子(如 TNF-α、IL-1、6)、iNOS/NO 及 COX-2/PGE2 水平,造成急性炎症反应、水肿和损伤[4]。大量证据显示呼吸机相关性肺损伤(VILI)的本质是生物伤,即损伤性机械刺激激活细胞内炎症相关信号传导通路,如促分裂原活化蛋白激酶(p38MAPK)通路,启动肺内炎症反应。吕婧[6],忽新刚[7] 等的实验表明,细胞外调节蛋白激酶(ERK)是 p38MAPK 通路关键的信号物质,与 VILI 时的肺部炎症反应关系密切,高选择性 α₂ 受体激动剂 Dex 可以明显降低大潮气量导致的大鼠肺部 ERK 磷酸化,从而降低肺部炎症和损伤,而给予高剂量 Dex 还能明显改善 HVT 模式下的肺炎症反应,降低肺水肿发生。Chang Chen 等[8] 对狗 VILI 模型的实验表明,Dex 可能通过激动 α₂ 受体和减弱 TNF-α 和 iNOS 的 mRNA 从而抑制 NF-κB 的激活,最终达到减轻 VILI 时的肺部炎症的作用。

1.2 肾缺血再灌注导致的远端肺损伤 其主要病理变化是肺水肿及其形态学的改变,肺泡的急性炎症,肺泡壁炎细胞聚集,以及肺泡上皮细胞和毛细血管内皮细胞的屏障功能的缺失[9]。肺水肿是肺损伤发病过程中的中心环节,肺炎性反应导致肺毛细血管通透性增高及富含蛋白的水肿液的聚集可导致患者急性进行性呼吸困难,阻止肺水肿的发生发展是治疗肺损伤的重要策略[10]。Hancl[11] 等对急性肺损伤肺水肿模型实施 Dex 干预的实验表明,Dex 能明显减轻肺水肿、出血及炎性细胞的浸润。其减轻肺水肿具体机制尚不明确,可能与抗炎作用及 L-精氨酸-氧化亚氮合成途径有关。Gu[9] 等的研究表明,Dex 可通过激活 α₂ 受体依赖和非依赖双重机制减轻肺水肿,明显降低肺组织炎性细胞、细胞间黏附因子-1、TNF-α 的表达。继而 Chen[12] 等的研究表明,Dex 可通过上调肺微血管内皮上的粘着斑激酶磷酸化水平,从而减轻由肾缺血再灌注导致的肺微血管内皮层的高通透性,达到肺保护的作用。

1.3 腹腔镜手术气腹导致的肺损伤 其主要机制是气腹可引起肺组织缺血修饰性白蛋白(ischemia modified albumin,IMA)的产生和中性粒细胞浸润。而在气腹前给予 α₂ 受体激动剂可明显减少 IMA 产生和中性粒细胞浸润,从而减轻因气腹引起的肺损伤[13]。

1.4 脓毒症所致急性肺损伤 其病理变化在病程中是以大量中性粒细胞的死亡为主,而当机体转向恢复时又以中性粒细胞的凋亡为主,并且在脓毒症发生发展过程中激活肺泡巨噬细胞,释放大量炎症因子,最终导致急性肺损伤[14]。Ugur[15] 等通过腹腔内脓毒症大鼠模型的实验表明,Dex可通过减少血浆细胞因子(TNF、IL-6)浓度和中性粒细胞肺泡壁的滤过,并且可降低肺泡巨噬细胞数量抑制炎症因子释放以及抑制细胞凋亡,从而起到脓毒症肺保护的作用。

2 脑保护作用

α₂受体激动剂的脑保护作用主要体现在减轻脑缺血缺氧损伤和脑创伤性损伤等方面。在脑内α₂受体亚型中α₂A受体的含量在蓝斑核、外侧臂旁核、脑桥核、脑桥被盖网状核等处密度高,与中枢性的降压作用、催眠镇静、镇痛、抗焦虑、调节觉醒与睡眠等功能有关,也是参与脑保护作用的主要受体亚型,其中蓝斑核在伤害性神经递质调控中起着重要作用,是α₂受体激动剂的主要作用靶点[16]。α₂受体激动剂的脑保护作用最初是由Hoffman[17]等在1991年首先报道的。其在实验中发现,给予Dex能显著降低大鼠不完全性脑缺血模型血浆中的儿茶酚胺浓度,减轻神经元损害,起到部分脑梗死导致的缺血缺氧性损害的脑保护作用。尽管大量实验研究及文献报道证明Dex具有脑保护作用,但其具体的生理级联反应关系尚不明确。目前,α₂受体激动剂对缺血性脑保护作用机制比较主流的观点有以下几点:

2.1 抑制体内儿茶酚胺类递质释放 脑缺血缺氧可能通过大量儿茶酚胺的释放而导致神经功能系统的损害。其主要机制可能为:①增加脑氧代谢率致脑氧供需平衡失调;②直接对脑细胞产生毒性作用;③增加神经元对谷氨酸的敏感性,加重谷氨酸导致的脑损害;④交感缩血管效应减少了脑血流使半暗带的灌注减少;⑤物质代谢产生过多氧自由基对神经元的损伤[18]。

Dex可抑制交感神经系统活性并使去甲肾上腺素能神经末梢释放儿茶酚胺类递质减少,也可直接作用于中枢α₂A受体,两者均能有效降低中枢及血浆儿茶酚胺生成,减轻儿茶酚胺对脑组织的损伤作用[18]。亦有研究显示,构建大鼠在体脑缺血再灌注模型,在缺血前给予Dex可抑制机体血浆中的儿茶酚胺浓度升高,但对大脑中的儿茶酚胺浓度变化无明显影响[19]。因此,Dex的脑保护作用究竟是通过直接还是间接方式降低脑内儿茶酚胺浓度来达到的,还有待进一步研究。

2.2 抑制中枢谷氨酸盐释放 谷氨酸盐是一种兴奋性神经递质,当脑缺血时,谷氨酸盐过度释放,能使神经元过度兴奋而死亡。α₂受体激动剂可通过激活中枢α₂受体,从而在大脑皮层的神经末端抑制谷氨酸的释放;此外,Dex能有效降低海马组织内谷氨酸盐和还原型谷胱甘肽/丙二醛(GSH/MDA)的水平,减少癫痫持续发作的次数和时间[20]。

2.3 抑制神经元凋亡 脑缺血早期即可发生神经元坏死,缺血后数周可发生持续性神经元凋亡。Dex在脑缺血模型中可以上调凋亡蛋白Bcl-2、Mdm-2,并抑制p53基因、Bcl-2相关X蛋白(Bax)的表达,从而达到抑制神经元凋亡的作用[21]。Dahmani S[22]的研究证明,预先给予Dex激动α₂受体可促进粘着斑激酶(FAK)磷酸化,从而激活磷酸肌醇激酶(PI3K)/蛋白激酶(Akt)信号通路,从而在细胞抗损伤、凋亡过程中起到重要作用。

2.4 抗炎作用 创伤性脑损伤其伤后急性期过度炎症反应是加重脑损伤并影响神经功能恢复的主要因素。其中与急性期密切相关的炎症因子主要包括TNF-α、IL-6以及IL-1β等。研究发现Dex能显著抑制创伤性脑损伤后6、24、72小时血清炎症因子TNF-α的表达,减少神经元损伤,起神经保护作用。这种作用可能与 Dex 能减少海马组织 MDA、NO 的水平,增加 SOD、CAT 活性,激活 ERK1/2 信号通路和减轻脑组织炎性反应相关[23]。

3　心脏保护作用

心肌缺血再灌注时缺血区大量中性粒细胞聚集,产生呼吸爆发,大量氧自由基生成,从而导致心肌的氧化应激损伤,并且其损伤与 NO 下降水平相关。在缺血再灌注前给予可乐定、Dex 预处理可有效降低患者心血管手术后心肌梗死的发生率和死亡率,具有明确的保护作用[24],其机制可能是 α₂ 受体激动剂激活 PI3K/Akt 和 MEK1-2-ERK1/2 信号通路,促进心肌细胞存活及提高内皮细胞一氧化氮合酶水平,抑制缺血期次黄嘌呤合成以及再灌注期 MDA 生成,从而减轻缺血再灌注损伤,达到改善心肌功能,减少梗死面积的目的。α₂ 受体激动剂根据其剂量的不同,对于心脏冠状动脉旁路移植术中血流动力学的稳定也有积极作用,并且在低剂量时就可表现出对心肌的保护作用[25]。围术期心律失常的主要原因之一是血浆中的儿茶酚胺含量剧增,也是心脏以及非心脏手术患者一种常见并发症,同样,α₂ 受体激动剂也具有抗心律失常作用;Dex 的预处理可减少室性心动过速的发生率,其作用可能是由于 Dex 抑制中枢交感神经的同时,直接抑制心脏去甲肾上腺素释放和激活迷走神经引起乙酰胆碱释放引起的[26]。

Dex 的心脏保护作用主要体现在以下 3 个方面:①抑制中枢蓝斑核去甲肾上腺素神经元活性,从而抑制交感神经兴奋,降低血液中的儿茶酚胺水平,降低心脏负荷,减少心肌氧耗,提高心肌抗缺血缺氧能力;②在缺血再灌注前给予 Dex,能激活 PI3K/Akt 和 MEK1-2-ERK1/2 信号通路,减轻因缺血再灌注引起的凋亡和炎症反应;③抑制中枢交感神经,降低血浆中的儿茶酚胺浓度,同时直接抑制心脏去甲肾上腺素释放,从而减少心脏事件高风险患者心律失常的发生[27]。

4　肾保护作用

α₂ 受体在肾脏的分布十分广泛,主要分布于肾近端、远端小管和肾周围血管。α₂ 受体激动剂对 α₂ 受体的激活所产生的利尿作用使其可能具有肾脏保护作用。其机制可能是通过抑制抗利尿激素分泌和促进心房利钠肽释放,从而增加尿量和尿钠排泄,并且其还可以通过对心输出量重新再分配,抑制血管加压素分泌,维持肾血流灌注和肾小球滤过来增加尿量[28]。GU[29] 等研究发现,Dex 可能通过激活 p-Akt 信号通路,抑制肾脏细胞凋亡,下调 Toll 样受体 4(TLR4)蛋白表达以及血清高迁移率族蛋白 1(HMGB1)的水平,减轻氧糖消耗诱导的肾小管上皮细胞损伤起到肾保护作用。Hsing[30] 等通过体内和体外实验证实 Dex 还可以减少脓毒症诱导的急性肾损伤的发生率。Lempiainen J[31] 等研究发现,使用 Dex 预处理,可以通过降低血压,减轻肾缺血再灌注导致的自噬损伤,并且增加肾脏的 p38 和内皮一氧化氮合酶(eNOS)的表达,减轻炎症反应,从而最终达到对缺血再灌注肾损伤的保护作用。

5　抗脓毒症效应

脓毒症是继发于感染后的一种严重的全身系统性炎症反应,因其难以控制及治疗,因此脓毒症的发生发展是危重病患者死亡的重要原因之一。在 Hofer S[32] 等的实验表明,应用可乐定和 Dex 镇静,通过中枢交感抑制,可减少促炎细胞因子生成,减轻炎症反应,从而改善低血压和酸中毒,提高大鼠生存率。同样,有研究表明使用 Dex 对脓毒症大鼠实施干预,通过减少脓毒症时单核细胞和巨噬细胞产生的细胞因子,能显著减轻肝窦淤血扩张及肝门炎性反应,说明 Dex 对脓毒症大鼠的肝脏同样具有保护作用[33]。Yulin Chang[34] 等的实验表明,Dex 可能通过 NF-κB 信号通路和直接激动 α₂ 受体,从而抑制 HMGB1 从脂多糖激活的巨噬细胞胞核到胞质的转移以及 HMGB1 及其 mRNA 的表达和分泌,最终达到降低脓毒症休克的发生与发展以及对致命的系统性炎症性疾病的干预作用。

6 其他器官的保护效应

随着对 α₂ 受体激动剂研究的深入,不同文献也对 α₂ 受体激动剂对其他器官的保护作用进行了研究和报道。最新的研究表明,预防性应用小剂量 Dex 可显著降低围术期老年患者术后谵妄的发生率,且不会增加其低血压和心动过缓的发生率[35]。此外,α₂ 受体激动剂还具有降低卵巢缺血再灌注损伤时 MDA 增加所引起的细胞不可逆损伤,降低大鼠睾丸扭转引起的缺血再灌注损伤,通过 α₂ 受体和百日咳毒素—敏感性三磷酸鸟苷—结合蛋白通路抑制胰岛素分泌等作用[36-38]。

7 结语

α₂ 受体激动剂在临床使用过程中,除了发挥抗交感、镇静、催眠、镇痛等作用外,其抗炎、抗凋亡等潜在器官保护作用逐渐引起重视,从而拓展其在围术期的应用范围,在临床实践中显示出了更大应用价值。然而,目前也有一些研究表明 α₂ 受体激动剂在某些病理状态下,具有促进炎症反应,器官损害等与上述保护作用相悖的观点,因此,尽管大量文献证实 α₂ 受体激动剂的器官保护作用,但其确切的器官保护机制仍有待进一步研究和探索。

参 考 文 献

[1] Coursin DB, Maccioli GA. Dexmedetomidine[J]. Curr Opin Crit Care,2001,7(4):221-226.

[2] Khan ZP, Ferguson CN, Jones RM. alpha-2 and imidazoline receptor agonists. Their pharmacology and therapeutic role[J]. Anaesthesia,1999,54(2):146-165.

[3] Gertler R, Brown HC, Mitchell DH, et al. Dexmedetomidine:a novel sedative-analgesic agent[J]. Proc (Bayl Univ Med Cent),2001,14(1):13-21.

[4] Carollo DS, Nossaman BD, Ramadhyani U. Dexmedetomidine:a review of clinical applications[J]. Curr Opin Anaesthesiol,2008,21(4):457-461.

[5] Gonzalez-Lopez A, Albaiceta GM. Repair after acute lung injury:molecular mechanisms and therapeutic opportunities[J]. Crit Care,2012,16(2):209.

[6] 吕婧,忽新刚,黎镇赐,等. 肾上腺素 α-2 受体调控 MAPK 通路对 VILI 大鼠肺部炎症的影响[J]. 实用医学杂志,2011,(22).

[7] 忽新刚,阮祥才,于霖,等. 盐酸右旋美托咪啶对呼吸机所致肺损伤大鼠 ERK1/2 激活的影响[J]. 南方医科大学学报,2011,31(7):1252-1255.

[8] Chen C,Zhang Z,Chen K,et al. Dexmedetomidine regulates inflammatory molecules contributing to ventilator-induced lung injury in dogs[J]. J Surg Res,2014,187(1):211-218.

[9] Gu J,Chen J,Xia P,et al. Dexmedetomidine attenuates remote lung injury induced by renal ischemia-reperfusion in mice[J]. Acta Anaesthesiol Scand,2011,55(10):1272-1278.

[10] Rajasekaran S,Pattarayan D,Rajaguru P,et al. MicroRNA Regulation of Acute Lung Injury and Acute Respiratory Distress Syndrome[J]. J Cell Physiol,2016,231(10):2097-2106.

[11] Hanci V,Yurdakan G,Yurtlu S,et al. Protective effect of dexmedetomidine in a rat model of alpha-naphthylthiourea-induced acute lung injury[J]. J Surg Res,2012,178(1):424-430.

[12] Chen Q,Yi B,Ma J,et al. alpha2-adrenoreceptor modulated FAK pathway induced by dexmedetomidine attenuates pulmonary microvascular hyper-permeability following kidney injury[J]. Oncotarget,2016.

[13] Geze S,Cekic B,Imamoglu M,et al. Use of dexmedetomidine to prevent pulmonary injury after pneumoperitoneum in ventilated rats[J]. Surg Laparosc Endosc Percutan Tech,2012,22(5):447-453.

[14] 占利民,方林森,胡德林,等. 脓毒症相关性急性肺损伤发病机制研究进展[J]. 安徽医药,2010,14(6):722-723.

[15] Koca U,Olguner CG,Ergur BU,et al. The effects of dexmedetomidine on secondary acute lung and kidney injuries in the rat model of intra-abdominal sepsis[J]. Scientific World Journal,2013,2013:292687.

[16] 郭荣,程芮. 右美托咪定对脑缺血性损伤的保护作用[J]. 中国新药与临床杂志,2012,31(4):197-201.

[17] Hoffman WE,Kochs E,Werner C,et al. Dexmedetomidine improves neurologic outcome from incomplete ischemia in the rat. Reversal by the alpha 2-adrenergic antagonist atipamezole[J]. Anesthesiology,1991,75(2):328-332.

[18] Engelhard K,Werner C,Kaspar S,et al. Effect of the alpha2-agonist dexmedetomidine on cerebral neurotransmitter concentrations during cerebral ischemia in rats[J]. Anesthesiology,2002,96(2):450-457.

[19] Farag E,Argalious M,Sessler DI,et al. Use of alpha(2)-Agonists in Neuroanesthesia:An Overview[J]. Ochsner J,2011,11(1):57-69.

[20] Kan MC,Wang WP,Yao GD,et al. Anticonvulsant effect of dexmedetomidine in a rat model of self-sustaining status epilepticus with prolonged amygdala stimulation[J]. Neurosci Lett,2013,543:17-21.

[21] Sato K,Kimura T,Nishikawa T,et al. Neuroprotective effects of a combination of dexmedetomidine and hypothermia after incomplete cerebral ischemia in rats[J]. Acta Anaesthesiol Scand,2010,54(3):377-382.

[22] Dahmani S,Rouelle D,Gressens P,et al. Characterization of the postconditioning effect of dexmedetomidine in mouse organotypic hippocampal slice cultures exposed to oxygen and glucose deprivation[J]. Anesthesiology,2010,112(2):373-383.

[23] 杨能力,徐道妙,明广峰,等. 右旋美托咪啶对大鼠脑外伤后炎症反应的干预作用[J]. 实用预防医学,2010,(2):243-245.

[24] Dai W,Hale SL,Kay GL,et al. Cardioprotective effects of angiotensin II type 1 receptor blockade with olmesartan on reperfusion injury in a rat myocardial ischemia-reperfusion model[J]. Cardiovasc Ther,2010,28(1):30-37.

[25] 魏海燕,丁正年,史宏伟,等. 不同剂量右美托咪定对冠状动脉旁路移植术患者血流动力学的影响[J]. 山东医药,2014,54(11):72-75.

[26] Tsutsui K,Hayami N,Kunishima T,et al. Dexmedetomidine and clonidine inhibit ventricular tachyarrhythmias in a rabbit model of acquired long QT syndrome[J]. Circ J,2012,76(10):2343-2347.

[27] 陈倩,顾健腾,鲁开智. 右美托咪定的器官保护作用研究进展[J]. 中国药房,2014,25(25):2385-2388.

[28] Chi OZ,Hunter C,Liu X,et al. The effects of dexmedetomidine on regional cerebral blood flow and oxygen consumption during severe hemorrhagic hypotension in rats[J]. Anesth Analg,2011,113(2):349-355.

［29］ Gu J,Sun P,Zhao H,et al. Dexmedetomidine provides renoprotection against ischemia-reperfusion injury in mice［J］. Crit Care,2011,15(3):R153.

［30］ Hsing CH,Lin CF,So E,et al. alpha2-Adrenoceptor agonist dexmedetomidine protects septic acute kidney injury through increasing BMP-7 and inhibiting HDAC2 and HDAC5［J］. Am J Physiol Renal Physiol,2012,303(10):F1443-1453.

［31］ Lempiainen J,Finckenberg P,Mervaala EE,et al. Dexmedetomidine preconditioning ameliorates kidney ischemia-reperfusion injury［J］. Pharmacol Res Perspect,2014,2(3):e00045.

［32］ Hofer S,Steppan J,Wagner T,et al. Central sympatholytics prolong survival in experimental sepsis［J］. Crit Care,2009,13(1):R11.

［33］ Sezer A,Memis D,Usta U,et al. The effect of dexmedetomidine on liver histopathology in a rat sepsis model:an experimental pilot study［J］. Ulus Travma Acil Cerrahi Derg,2010,16(2):108-112.

［34］ Chang Y,Huang X,Liu Z,et al. Dexmedetomidine inhibits the secretion of high mobility group box 1 from lipopolysaccharide-activated macrophages in vitro［J］. J Surg Res,2013,181(2):308-314.

［35］ Su X,Meng ZT,Wu XH,et al. Dexmedetomidine for prevention of delirium in elderly patients after non-cardiac surgery:a randomised,double-blind,placebo-controlled trial［J］. Lancet,2016.

［36］ Kurt A,Ingec M,Isaoglu U,et al. An investigation about the inhibition of acute ischemia/reperfusion damage by dexmedetomidine in rat ovarian tissue［J］. Gynecol Endocrinol,2013,29(3):222-225.

［37］ Hanci V,Erol B,Bektas S,et al. Effect of dexmedetomidine on testicular torsion/detorsion damage in rats ［J］. Urol Int,2010,84(1):105-111.

［38］ Kodera SY,Yoshida M,Dezaki K,et al. Inhibition of insulin secretion from rat pancreatic islets by dexmedetomidine and medetomidine,two sedatives frequently used in clinical settings［J］. Endocr J,2013,60(3):337-346.

9 利尿药的研究进展

北京大学基础医学院药理学系,天然药物及仿生药物国家重点
实验室　北京　100191
张顺,杨宝学

作者简介

张顺,男,本硕博连读药理学研究生,电话:010-82805559

杨宝学(通讯作者),现任北京大学基础医学院药理学系主任,兼任天然药物及仿生
药物国家重点实验室研究员,中国药理学会理事,肾脏药理学专业委员会主任委
员、麻醉药理学专业委员会副主任委员、《生理学研究》主编、《国际药理学研究》副
主编等。主要研究领域为肾脏药理学与心血管药理学。在研项目包括国家自然科
学基金重点项目、重点国际合作项目、NSFC/RGC联合科研基金项目和科技部国
际科技合作专项等多项研究课题。已发表SCI论文115篇,入选"2014年和2015年
爱思唯尔中国高被引学者"榜单。主编或参编专著和教材十余部。

摘要　背景　利尿药作用于肾脏,通过增加溶质和水的排出,产生利尿作用。
利尿药广泛应用于心力衰竭、肝硬化、高血压、肾病综合征等疾病的治疗。现
阶段临床常用的利尿药分为袢利尿药、噻嗪类利尿药、留钾利尿药、碳酸酐酶
抑制药和渗透性利尿药等几类。目的　全面介绍利尿药的最新进展。内容
本文介绍了利尿药的研发史、作用机制和临床应用。趋向　寻找新的利尿药
靶点在研发新型利尿药治疗水肿性疾病中有重要意义。
关键词　利尿药;发展历史;作用机制;临床应用;潜在靶点

1　发展历史

早在公元前16世纪到公元前13世纪,古埃及医生便将植物和矿物的混合物加入酒和

蜂蜜中作为利尿药使用[1]。公元 1 世纪,老普林尼在写作中提到了葡萄、常春藤、甜樱桃、橄榄具有利尿作用。1788 年 Joseph Plenick 在发表的一篇论述中提到了 115 种有利尿作用的植物,包括大蒜、甘草、藏红花等。1910 年到 20 世纪 60 年代,汞制剂成为最高效的利尿药,但是由于它的毒性,不久便无人使用[2]。渗透性利尿药在 1919 年开始应用于降低颅内压[3]。1940 年,Mann 和 Keilin 发现在化疗过程中使用磺胺能导致患者产生碱性尿,磺胺是一种碳酸酐酶抑制剂。1942 年,Hober 发现碱性尿是由于钠和碳酸氢盐的排泄导致的[4]。到 1949 年,Schwartz 将磺胺应用于心脏水肿患者的治疗,增加了钠和水的排泄,但对氯的排泄却没有影响[5]。乙酰唑胺是一种强效的能够抑制哺乳动物大多数碳酸酐酶的抑制剂,它于 1956 年开始应用于临床,是第一个正式应用于临床的非汞制剂利尿药[6]。用羧基替代磺胺的氨基得到一种增加钠氯排泄碳酸酐酶抑制剂,随后发现在苯磺酰胺第一个磺酰胺基后面再加一个磺酰胺基可以增加利尿效能,通过寻找苯并磺酰胺基类似物发现了氯噻嗪,随后又发现其二氢化合物氢氯噻嗪。20 世纪 50 年代末噻嗪类利尿药已经被应用于高血压的治疗[7]。1953 年,醛固酮从肾上腺提取物中分离纯化,科学家们对醛固酮的作用机制以及控制醛固酮的释放进行了大量的研究。1960 年,醛固酮拮抗剂螺内酯正式被 FDA 批准应用于醛固酮增多症、原发性高血压、水肿、低钾血症的治疗[8]。氨苯蝶啶和阿米洛利分别在 1964 年和 1967 年被批准使用[9]。1964 年,呋塞米作为一种新型袢利尿药开始被应用于临床[10]。

2 作用机制

2.1 袢利尿药 袢利尿药主要作用于髓袢升支粗段,通过与 Na^+-K^+-2Cl^- 共转运蛋白(NKCC2)的第 11 和 12 跨膜结构域结合,可逆性地抑制 NKCC2 对 Na^+、K^+、Cl^- 的转运,而抑制 NaCl 的重吸收,使管腔液 NaCl 浓度升高,髓质间液渗透压下降,降低肾的尿浓缩能力,从而达到利尿效果。袢利尿药也可以阻断致密斑处的 NKCC2,抑制管-球反馈机制。袢利尿药与血浆白蛋白结合率很高(>95%),使袢利尿药能通过血液运输到近曲小管的有机酸分泌位点,有机酸可将袢利尿药从白蛋白分离,并横穿细胞到达管腔,从而与 NKCC2 共转运蛋白结合[11]。NKCC1 是血管平滑肌细胞中的 NKCC 亚型,袢利尿药可以与 NKCC1 相互作用,超极化细胞膜电位,抑制细胞膜去极化、去氧肾上腺素、血管紧张素 II 和三磷酸腺苷诱发的肌源性收缩,导致静脉舒张[12]。

常用的袢利尿药有呋塞米、依他尼酸和布美他尼等。耳毒性与电解质平衡紊乱是呋塞米主要的不良反应。耳毒性与血清药物浓度的峰值和给药的速度有关,易发生于肾功能不全的患者。呋塞米生物利用度为 50% ~75%,服用 30 分钟后起效,作用能维持 6 ~8 小时,血浆白蛋白结合率超过 95%,以原型药和少量代谢物经肾脏代谢。由于呋塞米能促进 Na^+、K^+ 和 Ca^{2+} 的排泄,引起的电解质紊乱会导致低钠血症、低钾血症、低钙血症、高尿酸血症等。作为磺胺类药物,呋塞米会引起皮疹、急性间质性肾炎等过敏反应[13]。

2.2 噻嗪类利尿药 噻嗪类利尿药是苯并二噻嗪的衍生物,包括氯噻嗪、氢氯噻嗪和苄氟噻嗪;与噻嗪类药物利尿作用相似,有磺胺结构却没有噻嗪环称为类似噻嗪类的利尿药,如美托拉宗、氯噻酮和吲达帕胺等。噻嗪类利尿药主要作用于肾远曲小管 Na^+-Cl^- 共转运子(NCC),抑制 NaCl 的重吸收,噻嗪类利尿药通过增加尿钠排泄,减少细胞外液容积、静脉回心血量和心输出量,从而降低血压[14]。

氢氯噻嗪服用后 2 小时开始起效,作用效果 4 ~ 6 小时达峰,作用持续时间较短,少于 12 小时,蛋白结合率为 40% ~ 68% ,以原型药经肾排泄。氯噻酮作用持续时间为 2 ~ 3 天,长于氢氯噻嗪,在肝内代谢,经肾排出[15]。由于噻嗪类利尿药使远曲小管的 NaCl 的重吸收被抑制,钠离子的浓度增加,钠钾交换增加,可导致钾排泄增加,发生低钾血症,在使用时需要随时监控电解质。使用噻嗪类利尿药也会有低氯血症、低钠血症、高钙血症、痛风等副作用[16]。

2.3 留钾利尿药 留钾利尿药主要分为醛固酮受体结抗药(如螺内酯、依普利酮)和上皮细胞钠通道抑制药(如阿米洛利、氨苯蝶啶)。醛固酮能与远端小管和集合管主细胞胞浆内的盐皮质激素受体结合,增强阿米洛利敏感性的上皮细胞钠通道的活动和钾通道的活性,并增加基底外侧 Na^+/K^+-ATP 酶的合成和活性,增加 Na^+ 的重吸收并促进 K^+ 和 H^+ 的排泄[12]。螺内酯与醛固酮结构相似,在远曲小管与集合管竞争性结合醛固酮受体,干扰醛固酮促进 Na^+ 重吸收的作用,增加 Na^+ 的排出,同时减少 Na^+-K^+ 交换,发挥保钾利尿作用。阿米洛利能选择性的阻断上皮钠通道,在远端小管末端和集合管,抑制 Na^+ 的重吸收,间接减少醛固酮敏感性的 Na^+-K^+ 交换,导致尿液中 Na^+ 排泄增加,K^+ 排泄减少[17]。

醛固酮进入血液后与血浆白蛋白结合率较高,血浆半衰期为 10 ~ 12 小时,作用效果温和持久,代谢产物为坎利酮,主要经肾脏排泄,部分经胆道排泄。螺内酯长时间高剂量使用容易导致性欲下降、月经不调、男子女性型乳房、阳痿等内分泌方面的副作用[8]。阿米洛利与血浆蛋白结合率较低,生物利用度也低于螺内酯,在体内不被代谢,以原型药物经尿液和粪便排出。由于留钾利尿药能减少钾的排泄,长期服用会导致高血钾症,且易引起恶心、呕吐等胃肠道症状[17]。

2.4 碳酸酐酶抑制药 碳酸酐酶在肾脏中含量丰富,存在于人体中碳酸酐酶的亚型有Ⅱ、Ⅳ、ⅤB、Ⅸ、Ⅻ和ⅩⅣ,碳酸酐酶在人体中的作用有:通过二氧化碳水合作用分泌和排泄氢离子,来调节酸碱平衡;在近端小管调节碳酸氢盐重吸收过程;在远端小管和集合管调节肾脏 NH_4^+ 的排泄。磺胺类药物能产生游离的磺酰胺基,强效地抑制碳酸酐酶的作用。乙酰唑胺是首个应用于临床的碳酸酐酶抑制剂,通过抑制近端小管的碳酸酐酶活性,抑制 HCO_3^- 的重吸收,导致与 HCO_3^- 结合的 Na^+ 重吸收减少,发挥利尿作用。同时,乙酰唑胺能造成 K^+ 排泄增加和 Cl^- 排泄减少[6]。

碳酸酐酶抑制剂利尿作用较弱,作为利尿药的使用范围较为局限,可应用于药物和充血性心力衰竭引起的水肿的治疗。由于乙酰唑胺能抑制眼睫状体向房水中分泌 HCO_3^-,降低眼内压,减少房水生成,故可应用于青光眼的治疗[18]。然而碳酸酐酶抑制剂会引起代谢性酸中毒、过敏反应、中枢神经系统症状、肾结石等不良反应,这限制了这一类利尿药的使用[6]。

2.5 渗透性利尿药 渗透性利尿药又称脱水药,是一类不易代谢的低分子量化合物,具有不易透过血管进入组织、易经肾小球滤过、不易被肾小管重吸收等特点。甘露醇是临床上常用的渗透性利尿药,它是一种含有 6 个碳的多醇,它们容易经肾小球滤过,但不易被肾小管重吸收,能提高小管液渗透压,减少肾小管髓袢升支和近曲小管对水和溶质(尤其是 NaCl)的重吸收,产生利尿作用;甘露醇能增加血容量,抑制肾素和血管紧张素的释放,使入球小动脉扩张,肾小球滤过率增加,从而产生利尿作用。同时甘露醇具有脱水作用,静脉注射甘露醇后,能迅速提高血浆渗透压,使组织内水向血浆中转移,减轻组织水肿[19]。

由于甘露醇能在肾灌注不足时维持肾小球滤过率,所以常用于急性缺血性肾功能衰竭的预防和治疗。另外,甘露醇也应用于减少脑脊液的压力和容量、短期内减少眼内压、减轻糖尿病患者由于酮症酸中毒造成的脑水肿、纠正血液透析中的低血压和痉挛、改善囊性纤维化患者肺功能[20,21]。对肾衰患者快速使用甘露醇可以导致细胞外液体积扩张有可能导致充血性心力衰竭和肺水肿。高剂量的甘露醇会引起急性肾功能衰竭,血液透析可以恢复肾功能、缓解无尿等症状[19,22]。

3　临床应用

3.1　心力衰竭　心力衰竭会对患者带来巨大的健康和经济负担,利尿药从20世纪40年代开始应用于心力衰竭的治疗,到目前为止是治疗心力衰竭过程中最常用的药物之一,是短期内减轻心力衰竭患者液体滞留最有效的手段。一项 Meta 分析显示利尿药能降低慢性心力衰竭患者死亡率,减少心力衰竭的恶化,并能提高患者运动耐量[23]。

　　袢利尿药(如呋塞米、托拉塞米、布美他尼)是临床上主要的治疗心力衰竭的药物[11]。临床上治疗急性心力衰竭的首要目标是应用袢利尿药减轻肺部和全身充血,袢利尿药可以迅速改善呼吸困难、外周性水肿等症状,然而会导致低钠血症和肾功能损伤,延长住院时间,增加再入院率。所以在使用袢利尿药时,要严格评定患者状况,以达到最佳的治疗效果并减少副作用[24]。重度心力衰竭可导致袢利尿药的吸收率下降,峰值时间出现在用药后4小时甚至更长。呋塞米的口服吸收率不稳定,在10%~100%之间,开始使用剂量为20mg,根据利尿反应可以增加到40mg,肾小球滤过率正常患者最大单次的口服剂量在40~80mg之间,每日最大剂量不能超过600mg。布美他尼和托拉塞米的生物利用度优于呋塞米,吸收率接近100%,布美他尼用量为每天2~3mg,托拉塞米用量为每天20~50mg。并且布美他尼和托拉塞米在减少呼吸困难、疲劳、防止体重减轻方面的作用优于呋塞米[25]。静脉注射利尿药比口服利尿药作用更强,能一定程度上减少利尿药抵抗,对晚期心力衰竭患者往往使用静脉给药。而连续静脉注射呋塞米比快速浓注的利尿效果和安全性更优,同时连续注射给药能降低B型钠尿肽水平,但连续注射给药对肾功能的损害较大[24,26]。

　　心力衰竭患者低蛋白血症使利尿药的吸收和分泌能力下降、体内的酸性环境降低利尿药作用、高尿素氮水平会导致利尿药抵抗。利尿药抵抗的原因是肾灌注下降以及机体试图维持循环稳态导致处理钠的方式转换[27]。利尿药不良反应是影响心力衰竭患者的治疗效果和预后的重要因素,它的出现往往伴随肾功能损害、糖尿病、动脉粥样硬化,入院后利尿药不良反应会恶化心力衰竭患者病情,增加死亡率和再入院率[28]。然而利尿药不良反应的出现是否能作为晚期心肾功能失调的标志还不明确,利尿药不良反应的出现也不能确定是否可以联合用药。所以针对利尿药反应的研究需要继续深入,以便将来可以针对利尿药反应合理安排治疗方案[29]。

　　针对容量过度负荷患者的利尿药抵抗作用,可以结合使用袢利尿药与噻嗪类利尿药,噻嗪类利尿药可以阻断远端小管钠重吸收,抵抗肾脏对长期使用袢利尿药的适应[30]。失代偿性心力衰竭患者液体滞留并袢利尿药抵抗,增加使用醛固酮拮抗剂可以减少死亡率和再入院率,逆转左室重构,改善心脏功能[31]。依普利酮可以减少急性心肌梗死和左心室收缩功能紊乱后心力衰竭的发病率[25]。在使用醛固酮受体拮抗剂治疗心力衰竭时,结合使用血管紧张素转换酶抑制剂、地高辛、袢利尿药可以减少患者死亡率和住院率[17]。治疗严重心力衰竭患者水滞留和低钠血症可以使用血管加压素V2受体拮抗剂,托伐普坦可以治疗慢性的低钠血症并且几乎无副作用[32]。

3.2 慢性肾病 晚期的慢性肾病不建议使用噻嗪类利尿药。在治疗慢性肾脏疾病患者容量负荷过重和高血压时,当肾小球滤过率下降,建议用袢利尿药代替噻嗪类利尿药。美国肾脏病与透析患者生存质量指导指南(KDOQI)与 JCN7 美国高血压防治指南提出,当肾小球滤过率降低到 30ml/(min·1.73m^2),建议将噻嗪类利尿药更改为袢利尿药。然而最近更多的证据显示当肾小球滤过率下降、容量负荷过重、高血压不可控时,可以考虑继续使用噻嗪类利尿药。然而在使用中需要严密地监控[14]。肾病综合征临床症状有蛋白尿、水肿、血脂升高和清蛋白减少,除治疗原发病外,治疗肾病综合征还包括减少液体滞留、控制蛋白尿,而治疗的关键是建立一个负钠平衡[33]。肾脏疾病能影响利尿药的代谢和药效,所以利尿药治疗肾病时应充分考虑剂量和用药时间[34]。

肾病综合征患者由于清蛋白水平偏低,所以需要同时使用白蛋白和袢利尿药以保证足够的袢利尿药到达活性位点,同时使用白蛋白和呋塞米能进一步增加尿排出和钠排泄,然而确保合适的药物剂量到达活性位点是有难度的,静脉注射 30mg 呋塞米和 25mg 白蛋白可以达到治疗效果。由于血清肌酐率降低,需要足够量的利尿药使作用位点有足够的游离的药物,呋塞米的最大用量不能超过 160~200mg[25]。袢利尿药与噻嗪类利尿药或美托拉宗结合使用能增强治疗整体效果[35]。在糖尿病肾病患者治疗过程中,联合使用噻嗪类利尿药与袢利尿药能改善血压水平,减少 2 型糖尿病伴发严重的水肿患者蛋白尿[36]。最新研究显示,螺内酯能通过抑制肾脏内皮细胞与间叶细胞的转换,防止异丙肾上腺素介导的肾脏纤维化[37]。

3.3 高血压 噻嗪类和类似噻嗪类的利尿药是第二常用的降压药,仅次于血管紧张素转换酶抑制剂。氢氯噻嗪在体内作用时间短,而且降压效果弱于吲达帕胺、氯噻酮、血管紧张素转换酶抑制剂、血管紧张素受体阻断剂、β受体阻滞剂、钙通道阻断剂。在原发性高血压患者中,噻嗪类利尿药被推荐优先使用[38]。氯噻酮能储存于红细胞中,吸收缓慢,在体内作用时间长,在减少心血管不良事件中效果要好于氢氯噻嗪[9]。相比于氢氯噻嗪,吲达帕胺在降压效果、改善微量白蛋白尿、降低左心室重量指数、抑制血小板聚集、减少氧化应激方面更有优势,同时,吲达帕胺没有影响脂代谢和葡萄糖代谢[39]。由于噻嗪类利尿药能减少 NaCl 在远端小管的重吸收,所以容易发生低钠血症,伴发心力衰竭、抑郁、恶心呕吐、呼吸道疾病、慢性肾病等的发生,故使用噻嗪类利尿药时应监测血液电解质[37]。同时,噻嗪类利尿药与血管紧张素转换酶抑制剂、血管紧张素受体拮抗剂或钙通道阻滞剂合用有较好的治疗效果和耐受性[40]。

高血压患者发生醛固酮增多症、心力衰竭、上皮钠通道突变以及明显的利尿药抵抗时,可以选择留钾利尿药[38]。留钾利尿药能维持血清和细胞内钾离子的水平,避免心室异位和猝死。螺内酯有 2 个抗高血压的作用位点:在肾脏远曲小管和集合管结合点与皮质醇受体结合,抑制钠钾交换;结合小动脉上的受体,拮抗醛固酮介导的血管收缩。在减少终末期肾病患者舒张压和平均血压和难治性高血压患者的血压方面有一定的治疗效果。此外,螺内酯能减少 1 型糖尿病患者蛋白尿 60%,治疗原发性醛固酮增多症和低肾素性高血压导致的心室肥厚,防止高血压患者的胰岛素抵抗和氯噻酮介导的交感神经活化作用[9,41,42]。依普利酮能改善高血压患者的内皮功能[43]。袢利尿药对非水肿性的患者的降压效果弱于噻嗪类利尿药。对慢性肾病、急性肾小球肾炎、急性肾损伤患者,伴随细胞外液体积扩张和尿钠排泄功能受损时,袢利尿药是首选的治疗高血压的药物[44]。

3.4 肝硬化 肝硬化的首要治疗方法是将钠的摄入控制在每天 88mmol 以下,其次是戒酒、使用利尿药。螺内酯是治疗肝硬化并发腹水患者的一线利尿药,肝硬化患者首次出现腹水症状时,可以单独使用螺内酯治疗,当肝硬化患者伴随存在已久的腹水时,需要考虑联合用药[45]。由于螺内酯的半衰期较长,开始时可使用50mg并在3～4天后改变剂量,最大剂量可以到400mg,然而由于盐皮质激素受体拮抗剂会阻断孕酮和雄激素受体的作用,这可能导致男子女性型乳房发育、乳房疼痛、性功能受损,当发生此类副作用时,阿米洛利可以代替螺内酯发挥作用[25,35,46]。使用足够剂量的盐皮质激素受体拮抗剂抑制继发的醛固酮增多症是肝硬化并发腹水患者利尿药治疗的手段之一。由于螺内酯能引起血钾升高,所以治疗过程中可以联合使用增加钾排泄的噻嗪类利尿药和袢利尿药。国际腹水协会建议直到对400mg以上的螺内酯无反应时才需要处理肝硬化腹水患者的利尿药抵抗问题[32]。

对螺内酯产生利尿药抵抗时,可以使用噻嗪类利尿药。根据患者的肾脏状态,可以在每天40～160mg之间调整剂量。噻嗪类利尿药持续3天以上无效果时可以使用袢利尿药代替,如果效果不佳可联合使用螺内酯与噻嗪类利尿药[25,35]。联合使用奥曲肽与利尿药能抑制血浆胰高血糖素水平和肾素血管紧张素水平,从而改善门静脉和全身的血流动力学[47]。肝硬化患者全身动脉舒张继发引起动脉填充不足,血管加压素分泌增加,由此导致的低钠血症是肝硬化患者发生肝肾综合征、死亡率升高重要的危险因素,V2受体拮抗剂可以增加肝硬化患者血清钠浓缩,增强水从尿中排泄,被用来治疗肝硬化患者血钠过少[48]。失代偿性肝硬化患者发生利尿药抵抗时,可以使用血管加压素V2受体拮抗剂托伐普坦提高生存率[49]。

3.5　其他　除常规应用于心力衰竭、高血压、慢性肾病、肝硬化等疾病外,近些年利尿药有了一些新的用途。标准剂量的螺内酯和呋塞米治疗努南综合征引起的难治性蛋白丢失性肠病并修复先天性心脏病[50]。噻嗪类利尿药和留钾利尿药能减少阿尔茨海默病的风险[51]。高血压患者长期应用噻嗪类利尿药能减少脑卒中的严重程度且对缺血性脑卒中功能预后效果较好[52]。对血压正常的肺栓塞伴发右心室扩张患者应用呋塞米能改善血流动力学和氧合作用[53]。袢利尿药呋塞米和布美他尼能通过抑制Ca^{2+}-Cl^-共转运蛋白调节A型γ-氨基丁酸($GABA_A$)介导的信号通路发挥抗癫痫的作用,并且对大鼠焦虑模型有显著的治疗效果[54]。在治疗慢性阻塞性肺炎急性发作时,在标准治疗方法的基础上增加利尿药的使用可以迅速减少血浆脑钠肽水平[55]。作用于远端肾小管的利尿药能改善大于3周的慢性肺病早产儿肺部呼吸情况[56]。

4　研发中的新型利尿药

除常用的利尿药外,针对新靶点的利尿药正不断被研发。

4.1　水通道蛋白抑制剂　水通道蛋白(AQP)是一类特异性通透水的膜整合蛋白。肾脏对水的重吸收主要通过AQP介导,进而完成尿浓缩,调节机体的体液平衡[57]。哺乳动物中已经发现13个AQP亚型,AQP1～4在尿浓缩机制中发挥重要作用[58]。AQP1表达于肾脏近曲小管及亨利袢降支的顶质膜与侧膜,主要介导原尿中水的重吸收;AQP2主要分布在集合管主细胞的顶质膜和管腔膜囊泡,是血管加压素敏感性水通道,血管加压素通过调节AQP2的表达和移位改变集合管主细胞对水的通透性,高渗状态(600mOsm/kg)可以显著增加AQP2的活性;AQP3和AQP4表达在肾脏集合管上皮细胞基底外侧膜[59]。AQP3对水、甘油、尿素等具有通透作用,在肾脏水分重吸收中担任重要角色,AQP4在集合管上皮由渗透压驱动的跨上皮水转运过程中发挥作用[60,61]。水通道蛋白在维持机体体液平衡,转运水和非电解质溶质跨膜运动等方面都发挥着重要作用[62]。因此,水通道蛋白抑制剂可能成为潜在的新型利尿药。

4.2 尿素通道蛋白抑制剂 尿素通道蛋白通过调控肾内尿素循环在尿浓缩机制中发挥重要的作用,抑制尿素通道的功能会导致尿浓缩功能发生障碍。研究发现,使用尿素通道抑制剂可阻断肾内尿素循环通路,减少肾内渗透压梯度,减弱肾脏的尿浓缩能力,在不影响 Na^+、K^+ 和 Cl^- 等电解质排泄的情况下,产生利尿作用。以尿素通道为靶点研究利尿药已经取得一定的进展[63-66]。

UT-A1 主要表达于内髓集合管末段上皮细胞的顶膜和细胞内囊泡上,UT-A2 表达于外髓短袢肾单位降支细段和内髓长袢肾单位的远端,UT-A3 表达于内髓集合管细胞的基底外侧膜和顶膜,UT-A4 只表达于大鼠的内髓[63,67]。UT-B 分布广泛,但其高表达于肾脏直小血管降支的内皮细胞。研究表明,UT-A1 和 UT-A3 可以迅速将尿素从内髓集合管的管腔中转移到间质中,血管加压素是内髓集合管调控 UT-A1 与 UT-A3 的主要方式,通过结合到 V2 受体升高细胞内 cAMP 浓度,激活蛋白激酶 A 和 UT-A1 与 UT-A3 的磷酸化作用,丝氨酸磷酸化作用能增加 UT-A1 和 UT-A3 在细胞膜上的聚集[68]。PKC 能通过调控丝氨酸激酶通路增强聚糖唾液酸化作用,调控 UT-A1 的功能[69]。α2,6-唾液酸化作用在调节 UT-A1 与 UT-A3 尿素通道活性中起重要作用,唾液酸化酶 ST6Gall 能增强 UT-A3 的唾液酸化作用,以 ST6Gall 为靶点是研制新型利尿药一种可行的方法[70]。

Verkman 实验室发现了具有体内利尿作用的 UT-B 抑制剂 Triazolothienopyrimidine,该抑制剂能阻断尿素从直小血管升支转移到直小血管降支,使部分尿素不能回到肾髓质,从而进入血液循环,所以其利尿作用较弱并且会引起血尿素水平的升高[71],Verkman 实验室随后发现了 arylthiazole、γ-sultambenzosulfunamide、aminocarbonitrile 和 4-isoxazolamide 四类 UT-A1 抑制剂[72]。杨宝学研究组发现了更加强效的噻吩并喹啉类尿素通道 UT-A 抑制剂 PU14 和 PU48,其阻断尿素从集合管末端向髓质中扩散,可促进尿素直接排出,因此不明显改变血尿素水平[64,67]。尿素通道蛋白作为新的利尿药靶点,其抑制剂不会引起机体电解质平衡紊乱,具有研发前景。

4.3 肾外髓钾通道抑制剂 肾外髓钾通道主要分布在髓袢升支粗段和皮质集合管,前者主要参与管腔膜对钾的重吸收,对应 NKCC,决定 Na^+、K^+ 等离子重吸收的速率;后者影响上皮 K^+ 分泌与 Na^+ 的摄取[73]。由于钾通道能同时在髓袢升支粗段和皮质集合管发挥作用,所以以钾通道为靶点研究利尿药可能达到相比于传统利尿药更好的利尿效果[74]。范德堡大学的科学家报道了一个以 1,4,10-trioxa-7,13-diazacyclopentadecane 为主体的中等效力的肾外髓钾通道抑制剂[75]。而 1,4-bis(4-nitrophenethyl)piperazine 对外髓钾通道抑制作用更强效,在筛选外髓钾通道抑制剂过程,它作为一种化合物的微量杂质被筛选出[74]。

4.4 天然药物 某些草本植物如肉桂、石刁柏、榅桲、番红花等有温和的利尿效果和较少的副作用,可以针对这些草药利尿作用的活性成分进行研究,寻找新的利尿药[1]。

参 考 文 献

[1] Shoja M M,Tubbs R S,Bosmia A N,et al. Herbal diuretics in medieval Persian and Arabic medicine[J]. J Altern Complement Med,2015,21(6):309-320.

［2］ Wile D. Diuretics:a review[J]. Ann Clin Biochem,2012,49(Pt 5):419-431.

［3］ Davis M,Lucatorto M. Mannitol revisited[J]. J Neurosci Nurs,1994,26(3):170-174.

［4］ Schwartz W B. The effect of sulfanilamide on salt and water excretion in congestive heart failure[J]. N Engl J Med,1949,240(5):173-177.

［5］ Beyer K H. Chlorothiazide[J]. Br J Clin Pharmacol,1982,13(1):15-24.

［6］ Carta F,Supuran C T. Diuretics with carbonic anhydrase inhibitory action:a patent and literature review (2005-2013)[J]. Expert Opin Ther Pat,2013,23(6):681-691.

［7］ Hollander W,Wilkins R W. Chlorothiazide:a new type of drug for the treatment of arterial hypertension[J]. BMQ,1957,8(3):69-75.

［8］ Garthwaite S M,McMahon E G. The evolution of aldosterone antagonists[J]. Mol Cell Endocrinol,2004,217 (1-2):27-31.

［9］ Roush G C,Sica D A. Diuretics for Hypertension:A Review and Update[J]. Am J Hypertens,2016.

［10］ Godwin T F,Gunton R W. Clinical trial of a new diuretic,furosemide:comparison with hydrochlorothiazide and mercaptomerin[J]. Can Med Assoc J,1965,93(25):1296-1300.

［11］ Shankar S S,Brater D C. Loop diuretics:from the Na-K-2Cl transporter to clinical use[J]. Am J Physiol Renal Physiol,2003,284(1):F11-21.

［12］ Tamargo J,Segura J,Ruilope L M. Diuretics in the treatment of hypertension. Part 2:loop diuretics and potassium-sparing agents[J]. Expert Opin Pharmacother,2014,15(5):605-621.

［13］ Oh S W,Han S Y. Loop Diuretics in Clinical Practice[J]. Electrolyte Blood Press,2015,13(1):17-21.

［14］ Sinha A D,Agarwal R. Thiazide Diuretics in Chronic Kidney Disease[J]. Curr Hypertens Rep,2015,17 (3):13.

［15］ Cooney D,Milfred-LaForest S,Rahman M. Diuretics for hypertension:Hydrochlorothiazide or chlorthalidone? [J]. Cleve Clin J Med,2015,82(8):527-533.

［16］ Hueskes B A,Roovers E A,Mantel-Teeuwisse A K,et al. Use of diuretics and the risk of gouty arthritis:a systematic review[J]. Semin Arthritis Rheum,2012,41(6):879-889.

［17］ Epstein M,Calhoun D A. Aldosterone blockers (mineralocorticoid receptor antagonism) and potassium-sparing diuretics[J]. J Clin Hypertens (Greenwich),2011,13(9):644-648.

［18］ Critchlow A S,Freeborn S N,Roddie R A. Potassium supplements during treatment of glaucoma with acetazolamide[J]. Br Med J (Clin Res Ed),1984,289(6436):21.

［19］ Better O S,Rubinstein I,Winaver J M,et al. Mannitol therapy revisited (1940-1997)[J]. Kidney Int,1997, 52(4):886-894.

［20］ Franklin B,Liu J,Ginsberg-Fellner F. Cerebral edema and ophthalmoplegia reversed by mannitol in a new case of insulin-dependent diabetes mellitus[J]. Pediatrics,1982,69(1):87-90.

［21］ Nolan S J,Thornton J,Murray C S,et al. Inhaled mannitol for cystic fibrosis[J]. Cochrane Database Syst Rev,2015(10):CD008649.

［22］ Gadallah M F,Lynn M,Work J. Case report:mannitol nephrotoxicity syndrome:role of hemodialysis and postulate of mechanisms[J]. Am J Med Sci,1995,309(4):219-222.

［23］ Faris R F,Flather M,Purcell H,et al. Diuretics for heart failure[J]. Cochrane Database Syst Rev,2012 (2):CD003838.

［24］ Palazzuoli A,Ruocco G,Ronco C,et al. Loop diuretics in acute heart failure:beyond the decongestive relief for the kidney[J]. Crit Care,2015,19:296.

［25］ Qavi A H,Kamal R,Schrier R W. Clinical Use of Diuretics in Heart Failure,Cirrhosis,and Nephrotic Syndrome[J]. Int J Nephrol,2015:975934.

［26］ Wu M Y,Chang N C,Su C L,et al. Loop diuretic strategies in patients with acute decompensated heart failure:a meta-analysis of randomized controlled trials［J］. J Crit Care,2014,29(1):2-9.

［27］ Bowman B N,Nawarskas J J,Anderson J R. Treating Diuretic Resistance:An Overview［J］. Cardiol Rev,2016,24(5):256-260.

［28］ Valente M A,Voors A A,Damman K,et al. Diuretic response in acute heart failure:clinical characteristics and prognostic significance［J］. Eur Heart J,2014,35(19):1284-1293.

［29］ Vaduganathan M,Kumar V,Voors A A,et al. Unsolved challenges in diuretic therapy for acute heart failure:a focus on diuretic response［J］. Expert Rev Cardiovasc Ther,2015,13(10):1075-1078.

［30］ Jentzer J C,DeWald T A,Hernandez A F. Combination of loop diuretics with thiazide-type diuretics in heart failure［J］. J Am Coll Cardiol,2010,56(19):1527-1534.

［31］ Hu L J,Chen Y Q,Deng S B,et al. Additional use of an aldosterone antagonist in patients with mild to moderate chronic heart failure:a systematic review and meta-analysis［J］. Br J Clin Pharmacol,2013,75(5):1202-1212.

［32］ Schrier R W. Use of diuretics in heart failure and cirrhosis［J］. Semin Nephrol,2011,31(6):503-512.

［33］ Hull R P,Goldsmith D J. Nephrotic syndrome in adults［J］. BMJ,2008,336(7654):1185-1189.

［34］ Heramb L,Hallan S,Aasarod K.［The use of diuretics in kidney disease］［J］. Tidsskr Nor Laegeforen,2014,134(8):840-844.

［35］ Brater D C. Update in diuretic therapy:clinical pharmacology［J］. Semin Nephrol,2011,31(6):483-494.

［36］ Hoshino T,Ookawara S,Miyazawa H,et al. Renoprotective effects of thiazides combined with loop diuretics in patients with type 2 diabetic kidney disease［J］. Clin Exp Nephrol,2015,19(2):247-253.

［37］ Zhou H,Xi D,Liu J,et al. Spirolactone provides protection from renal fibrosis by inhibiting the endothelial-mesenchymal transition in isoprenaline-induced heartfailure in rats［J］. Drug Des Devel Ther,2016,10:1581-1588.

［38］ Blowey D L. Diuretics in the treatment of hypertension［J］. Pediatr Nephrol,2016.

［39］ Roush G C,Ernst M E,Kostis J B,et al. Not just chlorthalidone:evidence-based,single tablet,diuretic alternatives to hydrochlorothiazide for hypertension［J］. Curr Hypertens Rep,2015,17(4):540.

［40］ Mugellini A,Nieswandt V. Candesartan plus hydrochlorothiazide:an overview of its use and efficacy［J］. Expert Opin Pharmacother,2012,13(18):2699-2709.

［41］ Ori Y,Chagnac A,Korzets A,et al. Regression of left ventricular hypertrophy in patients with primary aldosteronism/low-renin hypertension on low-dose spironolactone［J］. Nephrol Dial Transplant,2013,28(7):1787-1793.

［42］ Raheja P,Price A,Wang Z,et al. Spironolactone prevents chlorthalidone-induced sympathetic activation and insulin resistance in hypertensive patients［J］. Hypertension,2012,60(2):319-325.

［43］ Fujimura N,Noma K,Hata T,et al. Mineralocorticoid receptor blocker eplerenone improves endothelial function and inhibits Rho-associated kinase activity in patients with hypertension［J］. Clin Pharmacol Ther,2012,91(2):289-297.

［44］ Musini V M,Rezapour P,Wright J M,et al. Blood pressure-lowering efficacy of loop diuretics for primary hypertension［J］. Cochrane Database Syst Rev,2015(5):CD003825.

［45］ Bernardi M. Optimum use of diuretics in managing ascites in patients with cirrhosis［J］. Gut,2010,59(1):10-11.

［46］ Perri G A. Ascites in patients with cirrhosis［J］. Can Fam Physician,2013,59(12):1297-1299;e1538-1240.

［47］ Nakamura T,Sata M,Hiroishi K,et al. Contribution of diuretic therapy with human serum albumin to the management of ascites in patients with advanced liver cirrhosis: A prospective cohort study[J]. Mol Clin On-col,2014,2(3):349-355.

[48] Gerbes A L,Gulberg V,Gines P,et al. Therapy of hyponatremia in cirrhosis with a vasopressin receptor an-tagonist: a randomized double-blind multicenter trial[J]. Gastroenterology,2003,124(4):933-939.

[49] Yamada T,Ohki T,Hayata Y,et al. Potential Effectiveness of Tolvaptan to Improve Ascites Unresponsive to Standard Diuretics and Overall Survival in Patients with Decompensated Liver Cirrhosis[J]. Clin Drug Inves-tig,2016.

[50] Mizuochi T,Suda K,Seki Y,et al. Successful diuretics treatment of protein-losing enteropathy in Noonan syn-drome[J]. Pediatr Int,2015,57(2):e39-41.

[51] Chuang Y F,Breitner J C,Chiu Y L,et al. Use of diuretics is associated with reduced risk of Alzheimer's disease: the Cache County Study[J]. Neurobiol Aging,2014,35(11):2429-2435.

[52] Shih H M,Lin W C,Wang C H,et al. Hypertensive patients using thiazide diuretics as primary stroke preven-tion make better functional outcome after ischemic stroke[J]. J Stroke Cerebrovasc Dis,2014,23(9):2414-2418.

[53] Ternacle J,Gallet R,Mekontso-Dessap A,et al. Diuretics in normotensive patients with acute pulmonary em-bolism and right ventricular dilatation[J]. Circ J,2013,77(10):2612-2618.

[54] Krystal A D,Sutherland J,Hochman D W. Loop diuretics have anxiolytic effects in rat models of conditioned anxiety[J]. PLoS One,2012,7(4):e35417.

[55] Kanat F,Vatansev H,Teke T. Diuretics,plasma brain natriuretic peptide and chronic obstructive pulmonary disease[J]. Neth J Med,2007,65(8):296-300.

[56] Stewart A,Brion L P,Ambrosio-Perez I. Diuretics acting on the distal renal tubule for preterm infants with (or developing) chronic lung disease[J]. Cochrane Database Syst Rev,2011(9):CD001817.

[57] Day R E,Kitchen P,Owen D S,et al. Human aquaporins: regulators of transcellular water flow[J]. Biochim Biophys Acta,2014,1840(5):1492-1506.

[58] Verkman A S. Aquaporins in clinical medicine[J]. Annu Rev Med,2012,63:303-316.

[59] Morishita Y,Matsuzaki T,Hara-chikuma M,et al. Disruption of aquaporin-11 produces polycystic kidneys fol-lowing vacuolization of the proximal tubule[J]. Mol Cell Biol,2005,25(17):7770-7779.

[60] Holmes R P. The role of renal water channels in health and disease[J]. Mol Aspects Med,2012,33(5-6):547-552.

[61] Chou C L,Ma T,Yang B,et al. Fourfold reduction of water permeability in inner medullary collecting duct of aquaporin-4 knockout mice[J]. Am J Physiol,1998,274(2 Pt 1):C549-554.

[62] Ren H,Yang B,Molina P A,et al. NSAIDs Alter Phosphorylated Forms of AQP2 in the Inner Medullary Tip [J]. PLoS One,2015,10(10):e0141714.

[63] Jiang T,Li Y,Layton A T,et al. Generation and phenotypic analysis of mice lacking all urea transporters. Kidney Int,2016,[Epub ahead of print].

[64] Li F,Lei T,Zhu J,et al. A novel small-molecule thienoquinolin urea transporter inhibitor acts as a potential diuretic. Kidney Int,2013,83:1076-1086.

[65] Li M,Tou W I,Zhou H,et al. Developing hypothetical inhibition mechanism of novel urea transporter B in-hibitor. Sci Rep,2014,4:5775. doi:10.1038/srep05775.

[66] Ran J,Li M, Tou W I,et al. Phenylphthalazines as small-molecule inhibitors of urea transporter UT-B and their binding model. *Acta Pharmacol Sin*,2016,37:973-983.

[67] Ren H,Wang Y,Xing Y,et al. Thienoquinolins exert diuresis by strongly inhibiting UT-A urea transporters [J]. Am J Physiol Renal Physiol,2014,307(12):F1363-1372.

［68］ Esteva-Font C,Anderson M O,Verkman A S. Urea transporter proteins as targets for small-molecule diuretics ［J］. Nat Rev Nephrol,2015,11(2):113-123.

［69］ Li X,Yang B,Chen M,et al. Activation of protein kinase C-alpha and Src kinase increases urea transporter A1 alpha-2,6 sialylation［J］. J Am Soc Nephrol,2015,26(4):926-934.

［70］ Qian X,Sands J M,Song X,et al. Modulation of kidney urea transporter UT-A3 activity by alpha2,6-sialyla-tion［J］. Pflugers Arch,2016,468(7):1161-1170.

［71］ Yao C,Anderson M O,Zhang J,et al. Triazolothienopyrimidine inhibitors of urea transporter UT-B reduce urine concentration［J］. J Am Soc Nephrol,2012,23(7):1210-1220.

［72］ Esteva-Font C,Cil O,Phuan P W,et al. Diuresis and reduced urinary osmolality in rats produced by small-molecule UT-A-selective urea transport inhibitors［J］. FASEB J,2014,28(9):3878-3890.

［73］ Hebert S C,Desir G,Giebisch G,et al. Molecular diversity and regulation of renal potassium channels［J］. Physiol Rev,2005,85(1):319-371.

［74］ Tang H,Walsh S P,Yan Y,et al. Discovery of Selective Small Molecule ROMK Inhibitors as Potential New Mechanism Diuretics［J］. ACS Med Chem Lett,2012,3(5):367-372.

［75］ Lewis L M,Bhave G,Chauder B A,et al. High-throughput screening reveals a small-molecule inhibitor of the renal outer medullary potassium channel and Kir7.1［J］. Mol Pharmacol,2009,76(5):1094-1103.

10 转基因动物的研究进展

北京大学基础医学院药理学系,北京　中国　100191

李英杰,杨宝学

作者简介

李英杰(第一作者),北京大学基础医学院药理学系,硕士研究生。

杨宝学(通讯作者),见前。

摘要　背景　转基因动物是指将特定的外源基因导入动物受精卵或胚胎,使之稳定整合于动物的染色体基因组并能遗传给后代的一类动物。转基因动物已被广泛用于生物学和医学研究领域。**目的**　探讨转基因动物技术在生物医学研究领域的应用前景。**内容**　综述已建立的多种转基因动物技术,及其在不同领域的应用。**趋向**　为开发优化转基因动物技术提供理论基础。

关键词　转基因动物;基因敲除;基因敲入;实验技术

基金项目　国家自然科学基金(No. 30870921,81170632,81261160507)、科技部国际科技合作与交流专项(No. 2012DFA11070)

　　转基因动物(transgenic animal)是在经典遗传学、分子遗传学、结构遗传学和 DNA 重组技术的基础上,通过实验方法人为地将所需要的外源基因导入某种动物的受精卵或早期胚胎细胞,使目的外源基因与其生殖细胞的基因组整合,且能稳定地遗传给后代的一类动物[1]。

　　动物转基因技术是 21 世纪发展最为迅速的生物高新技术之一,已有多种方法应用于转基因动物研究中,本文将就转基因动物技术及其应用研究的进展进行综述。

1 转基因动物相关技术

1.1 基因转移方法

1.1.1 显微注射法 显微注射法(microinjection)是利用管尖极细(0.1~0.5μm)的玻璃微量注射针,将外源基因片段直接注射到原核期胚胎或培养的细胞中,然后借由宿主基因组序列可能发生的重组、缺失、复制或易位等现象而使外源基因嵌入宿主的染色体内[2,3]。这种方法的优点为任何 DNA 在原则上均可传入任何种类的细胞内。其介导的外源基因整合效率较高,不需要载体,直接转移目的基因,目的基因的长度可达 100kb。该方法实验周期短,但需要贵重精密仪器,技术操作需要经验,并且外源基因的整合位点和整合的拷贝数都无法控制,易造成宿主动物基因组的插入突变,引起相应的性状改变,重则致死[4]。

1.1.2 精子载体介导法 精子载体介导法(sperm mediated gene transfer)是将精子反复冷冻或经过化学物质处理后与外源 DNA 共同孵育,从而使外源 DNA 与精子结合,然后通过人工授精得到转基因个体[5-10]。通过该方法已经获得转基因的猪、牛、小鼠、大鼠等。精子载体介导法的优点是:①利用精子的自然属性可以克服人为机械操作给胚胎造成的损伤;②易于操作和进行试验,由于其不涉及动物手术,因此可以进行大规模制备;③因为其不需要昂贵的设施和复杂的操作技巧,成本低(费用仅是显微注射法的1/10);但利用该方法制备转基因动物的可重复性不高,而且体外受精法的整合率低,DNA 和精子结合容易受许多因素的影响,条件较难控制,导致结果不稳定[11]。

1.1.3 胚胎干细胞介导法 胚胎干细胞(embryonic stem cells,ES)是从早期胚胎内细胞团分离出来的能在体外长期培养的高度未分化的全能细胞系,这种细胞具有类似癌细胞无限繁殖和高度分化的潜能,最早是从小鼠的胚胎获得而进行体外培养的。在体外能分化为来自外、中、内3个胚层的多种细胞,在体内能参与包括生殖系在内的各个组织器官的发育形成嵌合体。可以通过各种方法将外源基因导入到 ES,外源基因通过随机插入或者同源重组的方式整合到 ES 基因组中,再以显微注射法把这种转基因胚胎干细胞植入正常发育的囊胚中,然后将囊胚移植到受体动物的子宫内,由于胚胎干细胞参与了胚胎生殖系的发育,所以所产生的嵌合体其生殖细胞中一部分细胞含有目的基因,将嵌合体连续与正常动物进行交配,就会得到转基因动物[12-18]。胚胎干细胞介导法的优点是:①能够将外源重组 DNA 准确地整合到受体染色体的某一特定部位,进而克服了原核显微注射法随机整合的缺点;②稳定传代的细胞系能用于各种目的基因的转移,可在植入前筛选出合适的细胞;③可以对胚胎与细胞进行遗传修饰,也可以控制外源基因的表达,还可以使某些自身基因失活;④可以进行基因打靶或基因剔除从而产生基因缺失动物。其缺点是胚胎干细胞株不易建立,目前,利用该方法生产转基因动物有两个最大限制条件,一是只有小鼠的胚胎干细胞可供商业应用,二是即使有了胚胎干细胞,对家畜来说繁殖嵌合体还有一定的困难。

1.1.4 反转录病毒感染法 反转录病毒感染法(retrovirus-mediated gene transfer)是将目的基因整合到反转录病毒的 RNA 载体上,制成高滴度的病毒颗粒,人为感染着床前或着床后的胚胎,RNA 病毒感染宿主细胞后反转录成相应的 DNA,并在整合酶和其末端特殊核酸序列的作用下整合到宿主细胞的基因组中进行表达和遗传得到转基因动物[19-22]。反转录病毒感染法的优点在于:①宿主范围广泛,基因整合率高;②使用方便,可直接进行囊胚腔注射,也可通过去除透明带与胚胎进行共同培养;③外源基因为单拷贝整合,易于表达调节,不破坏目的基因,不易发生大的突变,易分析插入位点。但该方法的缺点也是显而易见的:①反转录病毒作为载体其本身具有潜在的致癌性,介导的基因也会影响外源基因的表达;②外源DNA在各组织中的分布不均匀,因此不易整合到生殖细胞,另外这种方法不易得到纯系的转基因动物,基本上得到的都是转基因嵌合体;③由于受反转录病毒的限制,插入的外源基因片段较小。

1.1.5 体细胞核移植转基因法 体细胞核移植转基因法(somatic cell nuclear transfer,SCNT)是把外源基因与供体细胞在培养基中培养,使外源基因整合到供体细胞上,然后将供体细胞的细胞核转移到去核的卵母细胞组成重构胚胎,再把其移植到假孕母体,待其妊娠、分娩后便可得到转基因的克隆动物[23-29]。体细胞核移植法具有以下优点:①转基因效率高,约是显微注射法的2倍;②可预先对外源基因与供体细胞是否整合、整合情况及整合位点进行准确的鉴定和评估;③可提前预测基因的表达情况;④不存在位置效应,并且能够大大节省供体和受体动物的数量及费用。但体细胞核移植法也存在许多不足之处,如克隆胎儿易流产、体细胞供体长期培养及操作方法不易掌握等问题。

1.2 基因敲除技术 基因敲除(gene knock-out)是利用细胞染色体DNA可与外源性DNA同源序列发生同源重组的性质,使特定靶基因失活,以研究该基因的功能。

1.2.1 同源重组基因打靶 基因打靶是在转染细胞中发生外源打靶基因与核基因组目标基因之间的DNA同源重组,能够使外源基因定点地整合到核基因组的特定位置上,从而达到改变细胞遗传特性的目的。传统的基因敲除技术依赖于细胞内自然发生的同源染色体的随机交换,但在体细胞内,基因同源重组的效率特别低(低于10^{-6}),增加了实际操作的工作量,限制了该项技术的应用。

基因敲除技术分为完全基因敲除和条件型基因敲除。完全基因敲除是指通过同源重组法敲除动物个体中所有细胞的靶基因活性。条件型基因敲除是指通过定位重组系统实现特定时间和空间的基因敲除。现阶段条件型基因敲除以噬菌体的Cre/Loxp系统和酿酒质粒的FLP/FRT系统应用最为广泛[30-34]。条件敲除又分为特定组织基因敲除、特定时间基因敲除和诱导物控制基因敲除等可调控敲除方向发展。常见的策略有正负双向筛选、启动子捕获、进退策略、双置换法、标记和交换法以及重组酶介导的盒子交换法等,这些技术从不同方向发展了基因敲除技术。

1.2.2 RNA干扰 RNA干扰(RNA interference,RNAi)是RNA依赖的基因沉默现象,是双链RNA(double stranded RNA,dsRNA)分子在mRNA水平上诱发的序列特异性的转录后基因表达沉默。dsRNA在Dicer酶的作用下可产生一系列长度为21～22nt的siRNA(small interfefence RNA),siRNA分子、核酸酶以及螺旋酶等结合形成RNA诱导沉默复合物(RNA—induced silencing complex,RISC),RISC以ATP依赖的方式催化双链siRNA解旋,利用RISC内部的单链siRNA,通过碱基配对识别与之互补的靶RNA,切割靶RNA,并由RNA酶降解,从而导致目的基因的沉默[35-37]。因此,通过将dsRNA分子导入细胞内,特异性地降解细胞内与其同源的mRNA,封闭内源性基因的表达来失活该基因同样可以实现基因的敲除。RNAi具有特异性强、效率高、穿透性强等特点。但RNAi不能作用于所有基因和某些细胞类型(如神经元),且存在位置效应,临时性和不完全敲除的弊端。因此,RNAi 不能完全取代传统的基因敲除技术。

1.2.3 锌指核酸酶基因剪切 锌指核酸酶基因打靶技术(zinc finger nucleases,ZFNs)的核心设计思想是将 2 个有特定功能的结构域,即特异性识别模块和功能模块融合,形成具有特定功能的蛋白。单个 ZFN 的 DNA 结合结构域一般包含 3～6 个 Cys2—His2 锌指蛋白重复单位,能特异性识别 1 个三联体碱基。与锌指蛋白组相连的非特异性核酸内切酶来自 FokI 的 C 端的 96 个氨基酸残基组成的 DNA 剪切域,每个 FokI 单体与 1 个锌指蛋白组相连构成一个 ZFN,识别特定的位点,当 2 个识别位点相距 6～8bp 距离时,2 个单体 ZFN 相互作用产生酶切功能。在此特异位点产生 1 个 DNA 双链切口(double strands breaks,DSB),然后利用细胞固有的同源重组或非同源末端连接修复机制进行切口修复,从而达到精确定点修饰的目的[38,39]。研究者已经在果蝇、线虫、植物、两栖类以及培养的人类干细胞中陆续报道了利用 ZFNs 人为造成特定基因位点的 DSB,从而实现高效率的基因定点修饰。ZFN 介导的基因敲除技术,可以精确地修饰基因或其周围的调控元件,可为研究人类疾病构建良好的动物模型,通过原核注射或胞质注射获得的基因敲除大鼠、基因敲除兔。存在同源区的外源 DNA 时,发生同源重组修复,能实现外源基因的定点敲入[40-42]。

1.2.4 TALEN 切割特定的核苷酸靶序列 TALENs(transcription activator—like(TAL) effector nucleases)靶向基因敲除技术是一种崭新的分子生物学工具,被认为是基因敲除技术发展的里程碑[43-45]。TALENs 的设计和构建是基于植物病原体黄单胞菌(Xanthomonas)分泌的一种转录激活子样效应因子(transcription activator—like effector,TALE)可以识别 DNA 序列的原理。TALE 蛋白的核酸结合域的氨基酸序列与其靶位点的核苷酸序列有恒定的对应关系,由 34 个氨基酸重复序列组成一个单元,重复 17～18 次,34 个氨基酸中的第 12 和 13 个氨基酸(repeat variant diresidue,RVD)对应识别 1 个目标碱基。利用 TAL 的序列模块,可组装成特异结合任意 DNA 序列的模块蛋白。TALE 蛋白中的 DNA 结合域与 FokI 核酸内切酶的切割域融合,在特异的位点打断目标基因,进而在该位点进行 DNA 操作[46,47]。

1.2.5 Cas9 基因编辑 2013 年初,一种全新的人工核酸内切酶(clustered regularly interspaced short palindromic repeats,CRISPR)/(CRISPR—associated,Cas)9 出现,主要由细菌和古细菌通过一种不断进化适应的免疫防御系统改造而成[48]。在 II 型 CRISPR 系统中,CRISPR RNA(crRNA)与转录激活 crRNA(trans-activating crRNA,tracrRNA)退火形成的复合物能特异识别基因组序列,引导 Cas9 核酸内切酶在目的片段生成 DNA 双链断裂(double-strand breaks,DSBs)[49-51]。其特点是制作简单,成本低,作用高效。作为一种新的基因编辑技术,CRISPR/Cas9 有靶向精确性高、试验周期短、无物种限制、具有好的活性等特点和优势[52,53]。不仅如此,CRISPR/Cas9 系统还可以同时针对同一细胞(ES)中的多个位点实现多靶点同时酶切,人们运用该技术成功获得斑马鱼等模式动物基因敲除模型[54,55],使得多个基因敲除、敲入成为可能。虽然目前对该技术的特异性及免疫原性了解甚少,但随着研究的不断深入,一定会有很大的改善。在不远的将来,动植物育种、干细胞定向分化、遗传疾定点修复等都将得到迅猛的发展。

1.3 基因敲入技术 基因敲入(gene knock-in)是利用基因同源重组,将外源有功能基因(基因组原先不存在、或已失活的基因),转入细胞与基因组中的同源序列进行同源重组,插入到基因组中,在细胞内获得表达的技术[56]。基因敲入有两种,一种是原位敲入,即在原基因敲除的位点插入新基因,它是基因敲除的逆过程;另一种是定点敲入,即无论敲除基因的位点在哪里,敲入的基因是在特定启动子下,以转移载体的形式转座进去,所以插入的位点是一定的。基因敲入的方法与基因敲入相同,只是在靶序列设计上有所不同[57,58]。

2 转基因动物的应用

2.1 生物学的研究 转基因动物可用于观察目的基因在胚胎不同发育阶段的特异性表达、关闭及调控机制,了解调控顺序(如增强子、启动子)在组织特异性表达中的作用。此外,转基因动物还可用于识别动物发育过程中的基因(包括内源基因)及其活动,也可测出与动物发育相关的未知基因的表达特性。利用自然突变或人为修饰的基因作为外源基因,构建转基因动物,研究导入的异常基因的表型效应,可以了解基因结构和功能的关系。

2.2 医学研究 转基因动物模型已成为研究心血管疾病、肿瘤、遗传病、代谢性疾病等医学研究不可缺少的实验模型,是阐明疾病发生发展机制,确定治疗策略必要条件[59-61]。疾病的基因治疗包括基因补偿、基因纠正、细胞因子基因导入、反义 RNA 技术等。基因治疗作为一种全新治疗疾病的手段,可解决传统方法无法解决的临床难题。这一新颖独特的治疗方法,也是起源于对转基因小鼠的研究。

2.3 药学研究 通过对转基因动物模型的表型研究,可阐明特定蛋白质的生理学功能及其突变体的病理生理学机制,确定相关疾病的药物治疗靶点,在此基础上建立药物筛选模型。并且用转基因动物模型进行候选药物的药效学和药物代谢动力学评价[62,63]。

2.4 研制和生产生物活性物质 将在医学领域中有价值的生物活性蛋白基因导入家畜或家禽的受精卵,在发育成的转基因动物体液或血液、乳、尿、腹水中收获基因产物,便可获得大量有价值的生物活性蛋白,通常将此动物称为"动物生物反应器"[64-67]。

2.5 改良和培育动物新品种 经典的遗传育种方法要在同种或亲缘关系很近的种间才能进行,并且受到变异或突变的限制,而使用重组 DNA 技术在短时间内就可使亲缘关系很远的种间遗传信息进行交换和重组。另外由于转基因动物可以稳定地整合外源基因,并在合适的组织表达,还能将这种性状遗传给后代,这样就可以为家畜改良提供一条重要的途径[68-71]。

3 结语与展望

转基因动物自 1980 年诞生至今,已从单一的显微注射发展成为多种方法融合的技术体系,其在建立人类疾病模型、生产生物医药产品,特别是在治疗人类的疑难病症方面显示出了广阔的应用前景。转基因动物已在农业、畜牧业、医药业等许多重要领域发挥了重要作用并推动了生命科学研究的发展。

随着研究的不断深入,转基因动物的种类和体系不断丰富,应用领域也越来越广泛。评价体系的建立完善,也降低了转基因动物的风险。未来,转基因动物必将产生巨大的社会与经济价值。

参 考 文 献

[1] Miao X. Recent advances in the development of new transgenic animal technology [J]. Cell Mol Life Sci,

2013,70(5):815-828.

[2] Gordon J W,Scangos G A,Plotkin D J,et al. Genetic transformation of mouse embryos by microinjection of purified DNA [J]. Proc Natl Acad Sci U S A,1980,77(12):7380-7384.

[3] Gordon J W,Ruddle F H. Integration and stable germ line transmission of genes injected into mouse pronuclei [J]. Science,1981,214(4526):1244-1246.

[4] Clark A J,Bissinger P,Bullock D W,et al. Chromosomal position effects and the modulation of transgene expression [J]. Reprod Fertil Dev,1994,6(5):589-598.

[5] Lavitrano M,Giovannoni R,Cerrito M G. Methods for sperm-mediated gene transfer [J]. Methods Mol Biol,2013,927:519-529.

[6] Simoes R,Nicacio A C,Binelli M,et al. Sperm-mediated gene transfer:effect on bovine in vitro embryo production [J]. Zygote,2013,21(4):325-329.

[7] Parrington J,Coward K,Gadea J. Sperm and testis mediated DNA transfer as a means of gene therapy [J]. Syst Biol Reprod Med,2011,57(1-2):35-42.

[8] Spadafora C. Sperm-mediated gene transfer:mechanisms and implications [J]. Soc Reprod Fertil Suppl,2007,65:459-467.

[9] Lavitrano M,Camaioni A,Fazio V M,et al. Sperm cells as vectors for introducing foreign DNA into eggs:genetic transformation of mice [J]. Cell,1989,57(5):717-723.

[10] Hirabayashi M,Hochi S. Generation of transgenic rats by ooplasmic injection of sperm cells exposed to exogenous DNA [J]. Methods Mol Biol,2010,597:127-136.

[11] Pereyra-Bonnet F,Gibbons A,Cueto M,et al. Efficiency of sperm-mediated gene transfer in the ovine by laparoscopic insemination,in vitro fertilization and ICSI [J]. J Reprod Dev,2011,57(2):188-196.

[12] Yang B,Bankir L,Gillespie A,et al. Urea-selective concentrating defect in transgenic mice lacking urea transporter UT-B [J]. J Biol Chem,2002,277(12):10633-10637.

[13] Flemr M,Buhler M. Single-Step Generation of Conditional Knockout Mouse Embryonic Stem Cells [J]. Cell Rep,2015,12(4):709-716.

[14] Tong C,Li P,Wu N L,et al. Production of p53 gene knockout rats by homologous recombination in embryonic stem cells [J]. Nature,2010,467(7312):211-213.

[15] Limaye A,Hall B,Kulkarni A B. Manipulation of mouse embryonic stem cells for knockout mouse production [J]. Curr Protoc Cell Biol,2009,Chapter 19:13-19.

[16] Beard C,Hochedlinger K,Plath K,et al. Efficient method to generate single-copy transgenic mice by site-specific integration in embryonic stem cells [J]. Genesis,2006,44(1):23-28.

[17] Bu L,Gao X,Jiang X,et al. Targeted conditional gene knockout in human embryonic stem cells [J]. Cell Res,2010,20(3):379-382.

[18] Toledo F,Liu C W,Lee C J,et al. RMCE-ASAP:a gene targeting method for ES and somatic cells to accelerate phenotype analyses [J]. Nucleic Acids Res,2006,34(13):e92.

[19] Naka T,Sakoda T,Doi T,et al. Ultrasound enhances retrovirus-mediated gene transfer [J]. Prep Biochem Biotechnol,2007,37(2):87-99.

[20] Usui J,Osawa M,Yamazaki S,et al. Identification of immature podocyte specific antigen using retrovirus-mediated gene transfer and cell sorting [J]. Clin Exp Nephrol,2005,9(4):292-296.

[21] Koo B C,Kwon M S,Choi B R,et al. Retrovirus-mediated gene transfer and expression of EGFP in chicken [J]. Mol Reprod Dev,2004,68(4):429-434.

[22] Kitamura T,Koshino Y,Shibata F,et al. Retrovirus-mediated gene transfer and expression cloning:powerful tools in functional genomics [J]. Exp Hematol,2003,31(11):1007-1014.

［23］ Li H,Wang G,Hao Z,et al. Generation of biallelic knock-out sheep via gene-editing and somatic cell nuclear transfer ［J］. Sci Rep,2016,6:33675.

［24］ Kwon D,Ji M,Lee S,et al. Reprogramming Enhancers in Somatic Cell Nuclear Transfer,iPSC Technology, and Direct Conversion ［J］. Stem Cell Rev,2016.

［25］ Siripattarapravat K,Prukudom S,Cibelli J. Method for somatic cell nuclear transfer in zebrafish ［J］. Methods Cell Biol,2016,135:245-257.

［26］ Min B,Cho S,Park J S,et al. Transcriptomic Features of Bovine Blastocysts Derived by Somatic Cell Nuclear Transfer ［J］. G3(Bethesda),2015,5(12):2527-2538.

［27］ Cibelli J B,Stice S L,Golueke P J,et al. Cloned transgenic calves produced from nonquiescent fetal fibroblasts ［J］. Science,1998,280(5367):1256-1258.

［28］ Park K W,Cheong H T,Lai L,et al. Production of nuclear transfer-derived swine that express the enhanced green fluorescent protein ［J］. Anim Biotechnol,2001,12(2):173-181.

［29］ Mccreath K J,Howcroft J,Campbell K H,et al. Production of gene-targeted sheep by nuclear transfer from cultured somatic cells ［J］. Nature,2000,405(6790):1066-1069.

［30］ Sakahara M,Ohkawara H,Nakao K,et al. The simultaneous induction of tumorigenesis and Cre-loxP recombination in mice ［J］. Kobe J Med Sci,2009,54(6):E279-E289.

［31］ Kim K,Kim H,Lee D. Site-specific modification of genome with cell-permeable Cre fusion protein in preimplantation mouse embryo ［J］. Biochem Biophys Res Commun,2009,388(1):122-126.

［32］ Bouvier J,Cheng J G. Recombineering-based procedure for creating Cre/loxP conditional knockouts in the mouse ［J］. Curr Protoc Mol Biol,2009,Chapter 23:13-23.

［33］ Friedel R H,Wurst W,Wefers B,et al. Generating conditional knockout mice ［J］. Methods Mol Biol,2011, 693:205-231.

［34］ Yamamoto M,Takeda K. A method for the generation of conditional gene-targeted mice ［J］. Methods Mol Biol,2012,757:399-410.

［35］ Hasuwa H,Kaseda K,Einarsdottir T,et al. Small interfering RNA and gene silencing in transgenic mice and rats ［J］. FEBS Lett,2002,532(1-2):227-230.

［36］ Seibler J,Schwenk F. Transgenic RNAi applications in the mouse ［J］. Methods Enzymol,2010,477:367-386.

［37］ Rettig G R,Rice K G. Quantitative in vivo imaging of non-viral-mediated gene expression and RNAi-mediated knockdown ［J］. Methods Mol Biol,2009,574:155-171.

［38］ Porteus M H. Mammalian gene targeting with designed zinc finger nucleases ［J］. Mol Ther,2006,13(2): 438-446.

［39］ Li M A,Bradley A. Crafting rat genomes with zinc fingers ［J］. Nat Biotechnol,2011,29(1):39-41.

［40］ Luo Q M,Miao X Y,Zhang R J. ［An update on the development of transgenic animal technology］ ［J］. Yi Chuan,2011,33(5):449-458.

［41］ Geurts A M,Cost G J,Freyvert Y,et al. Knockout rats via embryo microinjection of zinc-finger nucleases ［J］. Science,2009,325(5939):433.

［42］ Carbery I D,Ji D,Harrington A,et al. Targeted genome modification in mice using zinc-finger nucleases ［J］. Genetics,2010,186(2):451-459.

［43］ Wright D A,Li T,Yang B,et al. TALEN-mediated genome editing:prospects and perspectives ［J］. Biochem J,2014,462(1):15-24.

［44］ Sommer D,Peters A E,Baumgart A K,et al. TALEN-mediated genome engineering to generate targeted mice ［J］. Chromosome Res,2015,23(1):43-55.

［45］ Gaj T,Gersbach C A,Barbas C R. ZFN,TALEN,and CRISPR/Cas-based methods for genome engineering ［J］. Trends Biotechnol,2013,31(7):397-405.

［46］ Joung J K,Sander J D. TALENs:a widely applicable technology for targeted genome editing ［J］. Nat Rev Mol Cell Biol,2013,14(1):49-55.

［47］ Miller J C,Tan S,Qiao G,et al. A TALE nuclease architecture for efficient genome editing ［J］. Nat Biotechnol,2011,29(2):143-148.

［48］ Quetier F. The CRISPR-Cas9 technology:Closer to the ultimate toolkit for targeted genome editing ［J］. Plant Sci,2016,242:65-76.

［49］ Hsu P D,Lander E S,Zhang F. Development and applications of CRISPR-Cas9 for genome engineering ［J］. Cell,2014,157(6):1262-1278.

［50］ Chylinski K,Makarova K S,Charpentier E,et al. Classification and evolution of type Ⅱ CRISPR-Cas systems ［J］. Nucleic Acids Res,2014,42(10):6091-6105.

［51］ Deltcheva E,Chylinski K,Sharma C M,et al. CRISPR RNA maturation by trans-encoded small RNA and host factor RNase Ⅲ ［J］. Nature,2011,471(7340):602-607.

［52］ Sternberg S H,Redding S,Jinek M,et al. DNA interrogation by the CRISPR RNA-guided endonuclease Cas9 ［J］. Nature,2014,507(7490):62-67.

［53］ Mali P,Esvelt K M,Church G M. Cas9 as a versatile tool for engineering biology ［J］. Nat Methods,2013,10 (10):957-963.

［54］ Liu J,Zhou Y,Qi X,et al. CRISPR/Cas9 in zebrafish:an efficient combination for human genetic diseases modeling ［J］. Hum Genet,2016.

［55］ Ota S,Taimatsu K,Yanagi K,et al. Functional visualization and disruption of targeted genes using CRISPR/ Cas9-mediated eGFP reporter integration in zebrafish ［J］. Sci Rep,2016,6:34991.

［56］ Tsunekawa Y,Terhune R K,Fujita I,et al. Developing a de novo targeted knock-in method based on in utero electroporation into the mammalian brain ［J］. Development,2016,143(17):3216-3222.

［57］ Yao J,Huang J,Hai T,et al. Efficient bi-allelic gene knockout and site-specific knock-in mediated by TALENs in pigs ［J］. Sci Rep,2014,4:6926.

［58］ Heo Y T,Quan X,Xu Y N,et al. CRISPR/Cas9 nuclease-mediated gene knock-in in bovine-induced pluripotent cells ［J］. Stem Cells Dev,2015,24(3):393-402.

［59］ Dewachter I,van Dorpe J,Spittaels K,et al. Modeling Alzheimer's disease in transgenic mice:effect of age and of presenilin1 on amyloid biochemistry and pathology in APP/London mice ［J］. Exp Gerontol,2000,35 (6-7):831-841.

［60］ Chiba Y,Shimada A,Kumagai N,et al. The senescence-accelerated mouse(SAM):a higher oxidative stress and age-dependent degenerative diseases model ［J］. Neurochem Res,2009,34(4):679-687.

［61］ Devin J K,Johnson J E,Eren M,et al. Transgenic overexpression of plasminogen activator inhibitor-1 promotes the development of polycystic ovarian changes in female mice ［J］. J Mol Endocrinol,2007,39(1):9-16.

［62］ Walters K A,Simanainen U,Handelsman D J. Molecular insights into androgen actions in male and female reproductive function from androgen receptor knockout models ［J］. Hum Reprod Update,2010,16(5):543-558.

［63］ Lalioti M D. Impact of follicle stimulating hormone receptor variants in fertility ［J］. Curr Opin Obstet Gynecol,2011,23(3):158-167.

［64］ Kerr D E,Liang F,Bondioli K R,et al. The bladder as a bioreactor:urothelium production and secretion of growth hormone into urine ［J］. Nat Biotechnol,1998,16(1):75-79.

［65］ Yang P,Wang J,Gong G,et al. Cattle mammary bioreactor generated by a novel procedure of transgenic clo-ning for large-scale production of functional human lactoferrin ［J］. PLoS One,2008,3(10):e3453.

［66］ Wang Y,Zhao S,Bai L,et al. Expression systems and species used for transgenic animal bioreactors ［J］. Bi-omed Res Int,2013:580463.

［67］ Zhao X Y,Li W,Lv Z,et al. iPS cells produce viable mice through tetraploid complementation ［J］. Nature,2009,461(7260):86-90.

［68］ Carlson D F,Tan W,Lillico S G,et al. Efficient TALEN-mediated gene knockout in livestock ［J］. Proc Natl Acad Sci U S A,2012,109(43):17382-17387.

［69］ Lillico S G,Proudfoot C,Carlson D F,et al. Live pigs produced from genome edited zygotes ［J］. Sci Rep,2013,3:2847.

［70］ Kuroiwa Y,Kasinathan P,Sathiyaseelan T,et al. Antigen-specific human polyclonal antibodies from hyperim-munized cattle ［J］. Nat Biotechnol,2009,27(2):173-181.

［71］ Jacobsen J C,Bawden C S,Rudiger S R,et al. An ovine transgenic Huntington's disease model ［J］. Hum Mol Genet,2010,19(10):1873-1882.

11 局部麻醉药实验方法研究进展

温州医科大学附属第二医院 育婴儿童医院麻醉科,温州 325027
康定鑫,李军

作者简介

康定鑫,男,1973 年出生,硕士,主治医师。Tel:15968703655,E-mail:kangdingxin
@163.com。主要从事老年和骨科临床麻醉工作和麻醉药理学相关研究,在
国内核心期刊上发表多篇文章。

李军(通讯作者),男,1968 年,博士,教授,主任医师,中国药理学会麻醉药理学
专业委员会常委兼常务副秘书长。Tel:13587415215, Email:lijun0068 @
163.com。主要从事麻醉药理学及临床麻醉研究与工作。

摘要 背景 有关局部麻醉药的作用机制,包括其麻醉作用机制和毒、副作用
机制,仍无定论。目前尚缺乏多样化的、简便有效的在体动物实验方法学手
段用以探索局部麻醉药的作用机制。**目的** 综述与局部麻醉药相关的在体
动物实验方法学研究进展。**内容** 就近些年在椎管内阻滞、外周神经阻滞和
静脉麻醉等方面的动物实验方法学研究进展加以整理,并按基本原理、操作
步骤、结果判断和模型评价等统一进行综合归纳和评价。**趋向** 越来越多的
局部麻醉药在体实验方法学在兔、大鼠等动物上建立,为探索局部麻醉药的
作用提供了更丰富、更有效的研究手段。

局部麻醉药是指能阻断神经冲动的产生和传导,使局部或相应神经支配区域产生暂时
的、完全的和可逆性的感觉丧失的药物。按其作用特点的不同可分为表面麻醉、局部浸润麻
醉、神经传导阻滞和椎管内阻滞等。另外,如星状神经节阻滞、心胸交感神经阻滞和局部静
脉麻醉等也可纳入局部麻醉药的药理作用范畴。

近些年,许多研究者在椎管内阻滞、外周神经阻滞和静脉麻醉相关的动物实验方法学上
进行了积极探索,取得许多成功经验,本文试图对这些研究加以整理,并按基本原理、操作步
骤、结果判断和模型评价等统一进行综合归纳,并对各种方法的优缺点予以评价。

1 椎管内阻滞实验方法学进展

椎管内阻滞是神经传导阻滞的特殊形式。将局部麻醉药注入蛛网膜下腔者为蛛网膜下腔阻滞麻醉,亦称腰麻,将局部麻醉药注入硬脊膜外腔者为硬脊膜外阻滞。常用的动物包括兔和大鼠,同种动物因穿刺入路和置管方向不同,方法学上也存在差异。

1.1 兔椎管椎管内阻滞法

1.1.1 基本原理 将局部麻醉药注入兔椎管内,可麻醉该部位的脊神经根,使下腹部及下肢感觉与运动消失。

1.1.2 操作步骤 取成年兔(体重 $1.8 \sim 2.5 kg$),剪去其背上近尾部的毛,并测量其自枕骨底至骶部最高棘突的距离长度。即可按脊柱长每厘米用 $0.02ml$,计算药用量。

注射药液于脊髓椎管腔内时,应尽量使兔背部屈曲,以扩大椎间间隙。选用小号脊髓穿刺针。于髂骨嵴连线的中点第 7 腰椎处与第一骶椎间(或 $6 \sim 7$ 腰椎间),注射者左手固定注射处皮肤,右手持针,针尖指向头部,使针与脊柱成 $45°$ 夹角。针经皮肤、肌肉、黄韧带穿过硬脊膜,此时兔忽出现急剧抽动现象,示已达硬脊膜下腔。再将 $0.4ml/kg$ 药液以 $1ml/min$ 的速度注入。

1.1.3 结果判定 注入后,如麻醉有效,兔的两下肢感觉运动即消失,用药前应先测定可引起呼吸运动幅度和频率增加的电刺激阈,注药后仍用此阈刺激,刺激下肢皮肤,能使 8 只兔中的 6 只呼吸无变化,以此种麻醉浓度作为最小麻醉量。

观察麻醉效果,亦可采用尿道灌注法,即于雄兔尿道内插一导尿管,$15 \sim 20$ 秒内,将 $2 \sim 3ml$ 水快速注入导尿管内,当正常尿道反射存在时,由于其阴茎与肛门括约肌的收缩,水自插入的导尿管旁流出。如脊髓麻醉生效,此种反射消失,用药后于最初 15 分钟内每隔 1 分钟测定一次,以后每 5 分钟测一次,记录其麻醉时间。此时间与药物剂量的对数成直线关系。

1.1.4 模型评价 使尿道反射消失 5 分钟的阈值麻醉药浓度($g/100ml$)称 TAC_5,常用作比较药物作用强度。TAC_5 与毒性浓度之比,称治疗比率,为药物的重要性质。

1.2 大鼠蛛网膜下腔和硬膜外隙阻滞法

1.2.1 基本原理 将局部麻醉药注入大鼠硬脊膜外腔,可阻断该部位脊神经根,引起相应支配区域的感觉与运动消失。将局部麻醉药注入大鼠蛛网膜下腔可阻断部分脊神经的传导功能而引起相应支配区域的麻醉作用。

1.2.2 操作步骤

1.2.2.1 实验动物 健康成年 SD 大鼠,雌雄不拘。

1.2.2.2 导管的制备 首先准备聚乙烯管 PE-20(6cm),及 2 根 PE-10(6cm),再将其中的一根 PE-10 在 52℃ 的热水中拉伸成 10cm,分成 5 段,取其中的 1 段,经过热熔将 PE-20(6cm)、PE-10(10cm)及被拉长的 PE-10(2cm)连接成外径逐级变细的聚乙烯导管,其中该导管包括 7 个环形小结,便于固定导管。并且导管尖端上设置有 $2 \sim 3$ 个注药小孔,以防导管尖端堵塞。

1.2.2.3 蛛网膜下腔置管 3% 戊巴比妥钠 $30 \sim 50mg/kg$ 腹腔注射麻醉后,SD 大鼠取俯卧位,腰背部及颈部剃毛备皮。将大鼠腰椎置于屈曲俯卧位,以脊椎横突最长者为 L_6,向

上依次定位棘突 L_{3-4} ,0.5% 碘伏消毒铺巾,沿 L_{3-4} 椎骨棘突做后正中切口约 2cm。切开皮肤后,打开筋膜,切断 L_{3-4} 间隙处棘上、棘间韧带,用精细镊分离椎间及周围组织,用 26 号注射针缓慢刺破硬脊膜至蛛网膜下腔,可见脑脊液流出;再用精细镊适当扩大该孔,将制备好的聚乙烯导管的末端穿过该孔,向尾端置入蛛网膜下腔 13 ~ 15mm,注入生理盐水无阻力,回抽无血,将第 1 个环状凸起用外科手术胶或缝扎固定于两个棘突之间,再将第 2 个环状凸起缝合固定于椎旁肌肉,并且将导管通过皮下套管针至大鼠的颈部背侧皮下穿出,缝扎用肝素盐水 15μl 冲洗导管,防止血栓堵塞并且可以检测试管是否通畅,逐层缝合。大鼠单笼饲养 3 天,每天检查有无脊髓神经损伤及局部感染表现。

1.2.2.4 硬膜外隙置管 用同样的方法麻醉大鼠,麻醉后大鼠取俯卧位,腰背部及颈部剃毛备皮,将大鼠腰椎置于屈曲俯卧位取俯卧位,以脊椎横突最长者为 L_6 ,向上依次定位棘突 T_{13}-L_1 ,0.5% 碘伏消毒,铺无菌巾,沿 T_{13}-L_1 椎骨棘突做 2cm 后正中切口,打开筋膜,提起 T_{13} 棘突,钝性分离棘突旁的肌肉,暴露椎间孔,用 26 号注射针刺破黄韧带将制备好的导管向尾侧置入硬膜外隙 13 ~ 15mm。导管的固定,大鼠的恢复期间的处理与蛛网膜下腔置管方法相同。

1.2.2.5 大鼠术后恢复的评估 按照 Kawakarnil 评价方法进行评估:Ⅰ级,正常运动行为,无后爪畸形;Ⅱ级,正常运动行为,但明显有后爪畸形;Ⅲ级,轻度运动行为异常,有垂足现象;Ⅳ,级严重运动行为异常,术侧后爪瘫痪。Ⅱ级及Ⅱ级以上者被视为神经损伤,凡有神经损伤的大鼠均剔除。

1.2.3 结果判定 阻滞效果的评估:术后 24 小时,分别在硬膜外导管内注射 2% 利多卡因 80μl,蛛网膜下腔导管内注射 2% 利多卡因 20μl。注药 3 mm 内,如大鼠尾部及双下肢对夹痛失去反应及出现双下肢麻痹,认为建模成功。相反则认为建模失败(主要由于导管脱落或堵塞)。

1.2.4 模型评价 PE-10 导管外径小,质软,对组织刺激小,炎性反应较轻。选择 L_{3-4} 椎间隙行蛛网膜置管术,导管固定牢固,不易脱,死亡率低。在蛛网膜下腔留置导管的长度较短,不易损伤脊髓;感染发生少,有效预防感染,大鼠仅 3 天的恢复时间就可。

1.3 大鼠寰枢关节尾向置管上胸段硬膜外阻滞法

1.3.1 基本原理 从大鼠寰枢关节尾向置管,将局部麻醉药注入大鼠胸段硬脊膜外腔,可阻断该部位脊神经根,引起相应支配区域的感觉与运动消失。

1.3.2 操作步骤 清洁级健康的 Wistar 大鼠,雌雄不限。剪取外径 0.6mm PE-10 导管约 10cm,导管一端与小儿硬膜外导管接头连接,再用肝素帽接到此接头,并消毒备用。为防止导管与接头脱落、污染,用医用组织胶封住连接处。

盐酸氯胺酮 60mg/kg 大鼠腹腔注射麻醉,俯卧位固定,将头部腹屈,以使颈屈变直,便于置管。从大鼠枕部沿脊柱向尾侧触摸至第一棘突即为枢椎,并以此为中心消毒,切开皮肤分离肌层后,暴露寰枢关节(图1),细针小心分离寰椎和枢椎间黄韧带,可见白色硬脊膜,将准备好 PE-10 导管经此间隙向硬膜外隙尾端置入约 3cm(约至 T_{2-4} 椎间隙),然后组织胶滴于寰枢关节分离处(图2)。在枢椎棘突上钻一小孔,七号线穿过将导管固定在枢椎棘突上,并缝合颈背部肌肉。导管外侧端经皮下隧道引出并缝合皮肤,用四号线将硬膜外接头和肝素帽固定于皮肤(线在皮下的长度约 1cm,且结扎不可过紧,以防结扎部位的皮肤缺血坏死)。切口滴抹少量的庆大霉素眼膏以防止术后切口感染。用纱布、弹性绷带包扎 3 天。

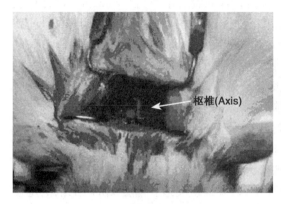

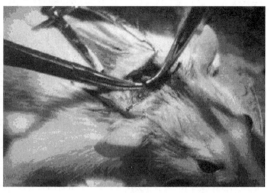

图1 暴露枢椎示意图　　　　　　　　图2 寰枢关节尾端置管示意图

1.3.3　结果判定　硬膜外置管后主要从3个方面鉴定 PE-10 导管的位置：①动物苏醒后活动正常，表明无明显的脊髓或神经损伤；②硬膜外注入 10g/L 利多卡因 25μl 后大鼠前肢肌力减退。$T_{1~5}$ 痛觉减退，说明置管位置正确，同时没有出现全脊髓阻滞的现象；③4 周后硬膜外隙注入 100μL/kg 亚甲蓝，尸检显示导管头端位于 $T_{2~4}$，染色范围在 $T_{1~5}$ 段的硬膜外隙视为模型成功。

1.3.4　模型评价　大鼠的上胸段硬膜外阻滞 $L_{3.4}$ 头端置管法中，由于其植入硬膜外隙的导管长度为 70~75mm，所以手术损伤较大，导管容易穿通硬脊膜而损伤脊髓。经寰枢关节尾向置管法避免导管不稳定、术中易出血等缺点。模型稳定性好、费用低、术后管理简便。

2　局部静脉麻醉实验方法学组进展

2.1　基本原理　局部静脉麻醉（IVRA）是指利用止血带缚扎肢体后，在止血带远端肢体的静脉内注入局部麻醉药，使得该部位产生麻醉作用的方法。是一种简单经济，安全有效的麻醉方法，常用于临床四肢的短小手术。

2.2　操作步骤　选用健康成年雄性 SD 大鼠，实验前在实验室饲养 3 天以适应实验室环境，适应性训练期间根据动物对热辐射刺激的甩尾反应情况调节甩尾仪的辐射强度设置，使大鼠基础甩尾反应时间（TFL）在 1~4 秒之间。

室温控制于 25℃，注射药液加温至 37℃；实验期间动物置于铺有电热毯的平台上以防止尾温过度降低。将大鼠尾部均分为上段、中段、末段 3 部分并作标记。上段即为止血带以上部份（尾近段）；而中、末段即为止血带以下部分。止血带压力：以橡胶止血带延长一倍产生的局部压力为准。

将大鼠置于鼠尾静脉穿刺筒，用 24G 静脉留置针穿刺大鼠的一侧尾静脉，当回血通畅，针尾接上肝素帽后试推生理盐水无明显阻力时认为穿刺成功。用驱血带从鼠尾末段驱血至鼠尾上、中段交界处，固定止血带后，松开驱血带，紧接着推注局部麻醉药 0.5ml，拔出穿刺针。留置止血带 10 分钟后，松开止血带。

2.3 结果判定

2.3.1 夹尾反应 鳄鱼夹横向钳夹鼠尾 5 秒,大鼠无体动、声嘶等逃避反应判断为夹尾无反应,记为夹尾反应阴性,反之判断为阳性。夹尾反应恢复时间:从松止血带开始至夹尾反应首次表现为阳性的时间。

2.3.2 TFL 以鼠尾对甩尾仪热刺激的反应时间作为鼠尾神经功能的评价指标。TFL即从甩尾仪的热刺激开始至大鼠自动出现甩尾动作的时间(仪器自动显示)。而甩尾仪刺激10 秒大鼠仍无甩尾反应停止测量记为 TFL 为 10 秒。甩尾反应恢复的时间:从松止血带开始至 TFL 恢复到 1~4 秒范围内的时间。

实验前 30 分钟测定大鼠各段 TFL 作为基础测量值。观察并一一记录给药后第 1、5、10 分钟(留置止血带期间)以及松止血带后第 1、5、10、20、30、40、50、60、90、120 分钟的夹尾反应和 TFL。如超出上述时间过程观察指标仍未恢复正常,则继续每隔 30 分钟观察直至夹尾反应恢复至阳性、TFL 恢复至 1~4 秒内。第二天观察 TFL 及鼠尾皮肤情况。

2.4 模型评价
鼠尾组成还包括尾椎骨、神经、肌肉、结缔组织等,解剖结构和人四肢相似。大鼠尾部粗长,静脉明显,利于穿刺、驱血和固定止血带等操作。大鼠 IVRA 模型有以下优点:①具有临床 IVRA 的基本特点;②评价指标明确;③模型成功率高;④经济简单;⑤可重复性强等。可以用做 IVRA 的药物相关研究等。

3 星状神经节、心交感神经阻滞实验方法学进展

3.1 家兔星状神经节阻滞法

3.1.1 基本原理 星状神经节是由第 6、7 颈部神经节构成的颈部节和第 1 胸神经节融合而成,有时还包括了第 2 胸神经节和颈中神经节,其节后纤维广泛分布 $C_3 \sim T_{12}$ 节段的皮肤区域,在功能上属于交感神经节。星状神经节阻滞(SGB)是将局部麻醉药注射在含有星状神经节的疏松结缔组织内而阻滞支配头面颈部,上肢及上胸部交感神经的方法。

3.1.2 操作步骤 选用日本大耳白兔,雌雄不限。乌拉坦 1.0g/kg 自耳缘静脉缓慢推注进行麻醉。仰卧位固定动物于兔解剖台上,颈部备皮,严格无菌操作,消毒铺巾。沿颈部正中纵行切开皮肤,钝性分开左右胸头肌,于食管旁暴露右侧颈动脉鞘。可见颈总动脉及伴行的迷走神经、交感神经及减压神经。沿食管旁向尾端方向寻找,于锁骨下动脉及椎动脉起始部,即可见 2~3mm 大小,梭形或星形的淡黄色神经团,即星状神经节。取硬膜外导管剪去头端侧孔,将其开口置于星状神经节处。并用硬膜外穿刺针将硬膜外导管的另一端自颈前向后引出。分别于硬膜外导管 3cm、2cm、1cm 刻度处用丝线将其固定于头长肌和颈长肌上。用稀碘冲洗伤口,并用无菌纱块包扎。将动物置腹卧位,用丝线缝皮固定后颈部硬膜外导管,自硬膜外导管推注少量生理盐水试通畅后,硬膜外导管打结封闭残端。手术完毕,待动物苏醒后,放回笼中,自由进食水。术后 3 天内用庆大霉素行预防感染治疗。饲养 7 天后,伤口恢复良好,即行 SGB 实验。

选术后恢复良好的动物自硬膜外导管注入的布比卡因 0.5ml。在实验给药前和给药后

5 分钟,让动物自由活动,观察两侧瞳孔、眼睑、眼裂的变化。

3.1.3 结果判定 注药后发现瞳孔明显缩小,上睑下垂,眼裂变窄,则判断为模型成功。

3.1.4 模型评价 星状神经节本身体积小,无很好的体表投影标志,亦无穿刺成功的标识,动物于清醒状态下行盲探穿刺极难成功,麻醉状态下直接暴露星状神经节并阻滞,势必影响阻滞结果。本模型通过直视手术于星状神经节处放置硬膜外导管,饲养 7 天后,选恢复良好者行 SGB。动物处于一种自然的生理状态下,行 SGB 后观察到在阻滞侧阻滞后与阻滞前比较,瞳孔明显缩小,上睑下垂,眼裂变窄。而非阻滞侧和对照组在给药前后均无改变。这种阻滞侧霍纳综合征的出现,说明 SGB 是成功的。

3.2 大鼠星状神经节阻滞法

3.2.1 基本原理 同 3.1.1 。

3.2.2 操作步骤 选用 SD 大鼠,雌雄不限。模型制备采用 3% 戊巴比妥钠 0.1ml/100g 进行腹腔注射麻醉,使大鼠可处于较浅的麻醉状态,以便于观察阻滞效果,不需要气管插管和机械通气,如果出现发绀,予面罩吸氧。定位时根据大鼠背后棘突最长的是第 7 颈椎棘突,据此确定 C_6、C_7 横突,星状神经节投影约位于第 7 颈椎外侧上方 0.5cm 处,阻滞时采用 1ml 注射器针头,以眼睑下垂为阻滞成功。后入路时,注射器针头由 C_6、C_7 横突间穿过,当针尖失去与椎骨的接触后,回退 0.5mm,回抽无血、无脑脊液后,注入阻滞药物 0.25% 布比卡因 0.15ml。侧入路组采用从颈椎横突的方向略向前朝脊髓方向进针,遇骨质后不动,回抽无血、无脑脊液后注入 0.25% 布比卡因 0.15ml。

3.2.3 结果判定 阻滞效果分 3 个级别,①好:阻滞侧眼睑下垂至其宽度达对侧的一半;②一般:阻滞侧眼睑宽度只比对侧稍小;③无效:没有明显的眼睑宽度差别。

3.2.4 模型评价 采用局部注射的方法观察了大鼠左侧和右侧阻滞对血压和心率的影响,去除了既往显微镜操作和局部切开较大创伤和疼痛的影响,减少了失血和液体丢失,有利于更加准确地分析单侧星状神经节阻滞对循环的影响。

3.3 家兔硬膜外心交感神经阻滞法

3.3.1 基本原理 心交感神经的节前神经元位于脊髓 $T_{1\sim5}$ 中间外侧柱,其轴突末梢释放的递质为乙酰胆碱,后者能激活节后神经元膜上的 N 型胆碱能受体。心交感节后神经元位于星状神经节或颈交感神经节内。节后神经元的轴突组织心脏神经丛,支配心脏各个部分,包括窦房结、房室交界、房室束、心房肌和心室肌。

参照临床上硬膜外麻醉的基本方法,利用局部麻醉药物对脊神经的可逆性阻滞作用,在家兔身上建立一种非神经损伤的去心交感神经实验模型。

3.3.2 操作步骤 选用健康杂种家兔,雌雄不限。用硬膜外穿刺方法在仔细研究家兔脊柱解剖特征以后,从耳缘静脉注射 25g/L 戊巴比妥钠(25mg/kg)麻醉家兔。家兔侧卧位,背部剃毛消毒,在无菌条件下,选用 16G 勺状面硬膜外穿刺针从 L_3 靠近棘突左或右侧壁进针,穿刺方向与椎板垂直,针尖穿过皮肤和皮下组织后再向内可触及椎板,然后将针体逐渐偏向尾侧使针尖滑入 $L_{2,3}$ 椎板间隙,此时针尾连接注射器,推动针栓可感觉到阻力较大,继续进针 1~2mm 便感觉到一个微弱的突破感,再推动针栓阻力完全消失,回抽无脑脊液流出,置入硬膜外导管。

穿刺成功后,测量皮肤到硬膜外隙的深度和穿刺点到 T₅ 的距离,两者相加即为置管的长度。置管完毕,退出穿刺针,然后从穿刺点用剪刀沿脊柱向尾端剪开一个 1cm 的小口,钝性分离皮下结缔组织,暴露棘突,把硬膜外导管绕棘突、周并固定在棘上韧带上。最后将导管末端沿皮下向头端置入,末端从耳后穿出,皮外保留约 3cm 的导管。

3.3.3　结果判定　家兔清醒后,硬膜外隙注入少量局部麻醉药(5g/L 的利多卡因 0.3ml),针刺法测定麻醉平面(痛觉存在时,针刺可引起短暂的逃避性肌肉抽搐;痛觉缺失,逃避反应不复存在)。若出现明显的节段性区域阻滞(阻滞范围 $T_3 \sim T_8$),则证明导管在硬膜外隙。

分别从硬膜外导管注入含有亚甲蓝的利多卡因溶液(含量为 5g/L)0.2、0.3、0.4、0.5ml,注药完毕。颈动脉放血处死动物,行硬膜外隙尸检,记录亚甲蓝染色的范围。

3.3.4　模型评价　家兔硬膜外隙结缔组织非常少,置管时阻力很小。因此,在 L_{2-3} 间隙穿刺,可以准确地将导管置入 T₅ 位置,这样对长期保留导管十分有利。关键是在进入椎板间孔后(此时针体固定,针尾连注射器,推动针栓阻力较大)缓慢进针,穿破硬脊膜的机会并不多。本方法简便、易行,术后并发症较少,术后硬膜外导管固定牢固。

局部麻醉药用于临床已有百余年的历史,但有关局部麻醉药的作用机制,包括其麻醉作用机制和毒、副作用机制,到目前为止仍无定论。随着科学发展的进步,人们已经可以在分子水平甚至更微观水平研究局部麻醉药的作用机制,但在体的整体水平研究仍能具有不可替代的作用。人体的在体研究无论在伦理上,还是在方法学上均存在诸多限制,而动物的在体实验则操作更简便易行、方法更稳定、评价更客观,伦理学上也更容易通过。

总之,局部麻醉药实验方法是局部麻醉药研究的基本实验方法。实验方法学的进展可以给我们提供更多、更有效的手段,用以进行局部麻醉药作用机制研究,系统毒性和局部细胞毒性测定,以评价局部麻醉药的安全性和有效性。

参 考 文 献

[1] 魏伟,吴希美,李元建.药理实验方法学.第 4 版.北京:人民卫生出版社,2010:630-634.

[2] 毛晶晶,马汉祥,熊祥生,等.大鼠蛛网膜下腔和硬膜外隙阻滞模型的建立.宁夏医学杂志,2011,33(10):973-975.

[3] 王庆祥,陈国忠,吴晓智.寰枢关节尾向置管建立上胸段硬膜外阻滞大鼠模型.中国比较医学杂志,2009,19(11):35-38.

[4] 孙晓鹏,曹明玉,牛泽军,等.家兔硬膜外心交感神经可逆性阻滞模型的建立.青岛大学医学院学报,2010,46(2):140-142.

[5] 龚兴瑞,张炳东,陈燕桦,等.局部注射法建立大鼠星状神经节阻滞模型的探讨.微创医学,2010,5(1):4-5.

[6] 柯昌斌,王贤裕,王清秀,等,星状神经节阻滞实验模型的建立.郧阳医学院学报,2001,20(4):242-243.

［7］康仙慧,宋莉,柴云飞,等.阿米替林对大鼠静脉局部麻醉效应的半数有效浓度.中华麻醉学杂志, 2008,28(7):262-265.

［8］谭志明,于布为.局部麻醉药细胞内分子机制的实验研究.2003 年上海市医学会麻醉学学术年会知识 更新,中国上海,2003:8.

12 胶质细胞与神经炎症

遵义医学院基础药理省部共建教育部重点实验室,贵州 遵义 563000

王国庆,张锋

作者简介

王国庆,硕士研究生,从事神经药理学研究。

张锋(通讯作者),博士,教授,美国 NIH 访问学者,教育部新世纪优秀人才,中国药理学会—Servier 青年药理学工作者奖和中国药学会—赛诺菲青年生物药物奖获得者。中国药理学会麻醉药理学专业委员会青年委员会副主任委员。从事药理学研究。目前主持 2 项国家自然科学基金。近 5 年以第一作者或通讯作者身份在 JPET 等药理学权威期刊发表论文 11 篇;被 SCI 他引 208 次。获贵州省科技进步奖二等奖 1 项(排名第一)。E-mail:zhangfengzmc @163. com,电话:(0851)28642404

摘要 背景 神经炎症是指机体在遭受感染、外界刺激、衰老等损害因素引起中枢神经系统发生的局部固有免疫应答反应,其特点是脑内胶质细胞的大量激活。神经炎症是神经退行性疾病的一个重要病因。脑内胶质细胞包括小胶质细胞、星型胶质细胞、少突胶质细胞。**目的** 本文将着重对胶质细胞介导的神经炎症相关研究作一综述。**内容** 研究发现胶质细胞通过细胞内与炎症相关的信号通路的激活,进而产生炎症因子,从而放大炎症反应。**趋向** 抑制胶质细胞的激活可能成为治疗神经退行性疾病的重要策略之一。

关键词 神经炎症;小胶质细胞;星型胶质细胞;少突胶质细胞

神经炎症(neuroinflammation)是指机体在遭受感染、外界刺激、衰老等损害因素引起中枢神经系统(central nervous system,CNS)发生的局部固有免疫应答反应。神经退行性疾病(neurodegenerative diseases)是大脑和脊髓的神经元进行性丧失的疾病状态。神经炎症是其主要的病因之一,可诱发阿尔茨海默病(Alzheimer's disease,AD)、帕金森病(Parkinson's disease,PD)和多发性硬化(multiple sclerosis,MS)等[1]。胶质细胞的大量激活是神经炎症的主要表现[2]。脑内胶质细胞包括小胶质细胞、星型胶质细胞、少突胶质细胞和少突胶质前体细胞。

1 小胶质细胞(microglia)

小胶质细胞是脑内常驻的免疫细胞,大约占神经胶质细胞的20%,相当于脑和脊髓中的巨噬细胞,是CNS抵御外界刺激的第一道也是最重要的一道免疫防线。其主要发挥免疫自稳、免疫防御和组织修复作用[3]。生理状态下的小胶质细胞的胞体较小,突起较长,呈多分枝状;当脑损伤或受到炎性刺激时,小胶质细胞被激活,其胞体变大,分枝回缩呈短棒状,在此状态下其迁移、吞饮及释放细胞因子的能力都会增强[4]。小胶质细胞可以通过以下方式被激活从而介导神经炎症。

1.1 释放炎症因子 小胶质细胞激活后可以释放大量的促炎因子和细胞毒性物质,如:肿瘤坏死因子α(TNF-α)、白介素-1β(IL-1β)、一氧化氮(NO)等[5]。这些炎症介质的不断产生和积累,不但能够调节免疫,而且对周围神经元产生毒性损伤作用。然而受损的神经元同时又可以释放多种神经毒性物质,如:β-淀粉样沉淀(Aβ)、α-突触核蛋白(α-synuclein),这些毒性物质的产生和积累能够诱导小胶质细胞的再次激活(reactive microgliosis),激活的小胶质细胞又可以再次释放炎症介质和细胞毒性物质,进而放大神经炎症,造成神经元的死亡。因此,受损的神经元和激活的小胶质细胞之间形成一个"自我驱动"的恶性循环[6]。神经退行性疾病患者的大脑尸检报告提示有大量小胶质细胞的激活和炎症因子的释放,这一点构成了小胶质细胞介导神经炎症的解剖学基础[7]。

1.2 释放活性氧自由基(reactive oxygen species,ROS) 激活的小胶质细胞可以释放高活性的活性氧自由基,包括过氧化物、羟基自由基、过氧化自由基和过氧化氢[8]。过度的自由基激活可以诱导神经元的脂质过氧化、DNA碎片、蛋白质氧化等反应,进一步导致神经细胞功能障碍和细胞死亡[9]。由于神经元容易受氧化应激的影响,氧化损伤被认为是神经退行性疾病的一个重要因素。此外,NO能与过氧化物反应,生成过氧亚硝基(peroxynitrite,$ONOO^-$),该物质比单一的NO更具神经毒性[10]。此外,小胶质细胞能够催化产生过氧化物酶进而生成过氧化氢(H_2O_2),后者进入细胞膜内,激活核转录因子(nuclear factor kappa B,NF-κB)和丝裂原活化蛋白激酶(mitogen-activated protein kinase,MAPK)等炎症通路,增加炎症介质的释放,放大炎症反应[11]。

1.3 激活NF-κB信号通路 NF-κB信号通路是参与炎症反应和调节释放炎症介质的最重要的信号通路之一,几乎存在于所有类型细胞中[12]。静息状态下,NF-κB是细胞质中以p50/p65异二聚体形式存在的一种快反应转录因子,与NF-κB的抑制性蛋白(IκB)结合形成无活性的三聚体复合物(p50-p65-IκB)。当多种炎性刺激或细胞因子诱导NF-κB激活时,IκB激酶(IKK)尤其是IKKβ首先迅速被激活,接着IκB经过磷酸化、泛素化而降解,从三聚体复合物上脱落,进而暴露出p50/p65的结合位点,使p50/p65通过核孔转位到细胞核内,从而发挥转录调控作用[13]。在典型的NF-κB途径中,NF-κB的激活最终会导致炎症因子的表达。研究发现在脂多糖(lipopolysaccharide,LPS)诱导的小胶质细胞激活的体系中,白藜芦醇能够通过抑制IκB磷酸化的降解从而抑制NF-κB信号通路的激活,减少下游TNF-α、IL-

1β、IL-6 等炎症因子的表达[14]。

1.4　激活 MAPK 信号通路　MAPK 信号通路参与细胞生长分化、渗透压、热休克和炎症反应的调节。MAPK 家族包括 3 个主要成员：ERK（extraceellular signal-regulated kinase）、JNK（c-Jun N-terminal kinase）和 p38[15]，这 3 种激酶代表了 3 条独立的信号途径。研究发现通过抑制 ERK 途径可以减弱小胶质细胞介导的炎症反应。此外，LPS 和 TNF-α 能够诱导小胶质细胞中 JNK 的激活[16]。在小胶质细胞系 BV-2 细胞中，LPS 通过激活 p38 途径引起小胶质细胞激活，p38 抑制剂可以抑制小胶质细胞的激活并减少其释放细胞毒性因子，从而发挥神经保护作用[17]。

2　星型胶质细胞（astrocyte）

星型胶质细胞是脑内分布最广泛，体积最大的一种神经胶质细胞。在 CNS 中内除神经和血管外，其余均由星型胶质细胞填充，生理状态下主要发挥支持和营养神经细胞的作用[18]。星型胶质细胞可以分泌多种神经营养因子，比如脑源性神经营养因子（brain derived neurotrophic factor，BDNF）、胶质细胞源性神经营养因子（glial cell line-derived neurotrophic factor，GDNF）等。这些物质在脑损伤时能够减轻神经损伤，发挥神经保护作用[19]。与此同时，星形胶质细胞也参与 CNS 炎症反应。

2.1　上调炎症介质的表达　CNS 的损伤会引发星型胶质细胞的激活，活化的星型胶质细胞可分泌前列腺素、白细胞介素等炎症介质，这些炎症介质的释放和积累不仅可以促进白细胞聚集，导致局部炎症反应的放大，还能将感受到的炎症信号传递给小胶质细胞，引起小胶质细胞的激活，进一步扩大炎症反应加重 CNS 的损伤[20]。研究发现，在原代培养的大鼠星形胶质细胞中加入 LPS 孵育 24 小时后，星形胶质细胞活化标志物胶质细胞原纤维酸性蛋白（glial fibrillary acid protein，GFAP）表达明显升高，同时，细胞上清中的 TNF-α、IL-1β、IL-6 和 NO 均有增高[21]。

2.2　表达清道夫受体（scavenger receptor，SR）　清道夫受体是一种吞噬细胞表面糖蛋白，能够识别多种配体，参与对病原体的识别和清除[22]。星形胶质细胞能够表达多种受体，SR 是其中一种重要的受体[23]。Murgas P 等研究发现，LPS 可诱导星形胶质细胞大量表达清道夫受体 Marco（SR-Marco）并与之结合引起炎症反应[24]。在 α-突触核蛋白转基因帕金森病小鼠模型中，发现脑中有大量星形胶质细胞的活化，并且 SR-Marco 的表达明显增加，同时 α-synuclein 可激活 NF-κB 和 MAPK 路等相关炎症信号通路，通过一系列的信号转导放大神经炎症的发生[25]。当沉默星形胶质细胞上 SR-Marco 的表达后，α-synuclein 对星形胶质细胞的激活作用明显减弱，NF-κB 和 MAPK 路信号通路也受到抑制[26]。以上研究结果表明，星形胶质细胞也参与神经炎症反应，同时 SR-Marco 可能介导了星形胶质细胞的激活。

2.3　激活 JAK-STAT3 信号通路　JAK-STAT（janus kinase-signal transducer and activator of transcription）参与细胞的增殖、分化、凋亡以及免疫调节等生物学过程。STAT3 是 STAT 家族的细胞质转录因子的成员。细胞因子与相应受体结合，引起 JAK 磷酸化而被激活，活化的 JAK 与 STAT3 结合，将细胞外的化学信号传导到核内 DNA 结合位点上，调控靶基因表达[27]。STAT3 生理状态下是无活性的，在 CNS 发生炎症反应时，STAT3 发生磷酸化而被激活，导致表达增加。研究表明，急性损伤导致的星型胶质细胞活化中有 STAT3 的激活，抑制

JAK-STAT3 信号通路能够减少激活的星型胶质细胞中的 IL-6、IL-4、IL-1β 和血管内皮生长因子 mRNA 的水平[28]。在原代星型胶质细胞当中,STAT3 siRNA 的表达能够降低由 LPS 诱导的 Ccl20,Cx3cl1,Cxcl5 and Cxcl10 等趋化因子的产生。此外,在 LPS 诱导的神经炎症动物模型当中,通过鞘内注射 STAT3 抑制剂会产生相同的结果[29]。

2.4 受神经鞘脂类调控 神经鞘脂类包括磷酸鞘氨醇(sphingosine 1-phosphate,S1P)和乳糖苷(LacCer)。S1P 通过与特定的 G 蛋白耦联受体(S1P1-5)结合,调节细胞的生长、发育和分化等过程[30]。在激活的胶质细胞中,S1P 受体表达上调[31]。选择性的敲除小鼠星型胶质细胞中的 S1P1,能够缓解实验性自身免疫性脑脊髓炎(experimental autoimmune encephalomyelitis,EAE),减少脱髓鞘的发生和轴突丢失[32]。相关研究区分了 S1P 在星形胶质细胞和神经元中的效应,即直接给神经元生理剂量下的 S1P 不能够引起其改变,然而当给星形胶质细胞同等剂量的 S1P 却能够诱发神经元损伤,表明在 S1P 介导的神经元退行性变中,星形胶质细胞占主导地位[21]。LacCer 是激活星形胶质细胞和诱发炎症的一个重要的脂质介质,由 B4GALT5 和 B4GALT6 催化合成,两者都属于 β 半乳糖转移酶家族,在 EAE 和 MS 两种模型中,星型胶质细胞均高表达 B4GALT5 和 B4GALT6[33]。通过侧脑室注射 shRNA 编码的慢病毒敲除 B4GALT6,能够降低 CNS 中的 LacCer 浓度,抑制 EAE 的发展,减少炎症单核细胞的聚集。此外,LacCer 还能够激活干扰素调节因子(interferon regulatory factor,IRF-1)和 NF-κB 信号通路[34]。

3 少突胶质细胞(oligodendrocyte,OL)

少突胶质细胞体积比星状胶质细胞小,其突起小而少,故被称之为少突胶质细胞或寡突胶质细胞,少突胶质细胞主要经少突胶质祖细胞、少突胶质前体细胞、未成熟的少突胶质细胞与成熟的少突胶质细胞 4 个阶段发育而成。在哺乳动物中,中枢少突胶质细胞和外周施万细胞的突起以多层同心圆方式致密包裹轴突形成绝缘的髓鞘,协助有髓神经纤维快速跳跃式传导,维持和保护神经元的正常功能,少突胶质细胞的损伤与 MS、脑白质营养不良等多种脱髓鞘疾病密切相关[35]。研究发现少突胶质前体细胞也参与神经炎症[36]。在成熟的 CNS 中,少突胶质前体细胞是唯一广泛分布于黑质和白质的胶质细胞,因其特异性表达神经胶质抗原(nerve/glial-antigen 2,NG2),因而又被称为 NG2+ 细胞[37]。NG2+ 细胞可以分化成熟为少突胶质细胞、星形胶质细胞和神经元,可接受神经递质,传递神经信号,其迁移活动对 CNS 的发育、损伤修复有着重要作用[38]。NG2+ 细胞参与神经炎症反应的过程如下:

3.1 趋化因子 CNS 损伤以后,NG2+ 细胞可能是最早被激活的胶质细胞,具体激活机制尚未完全明确[37]。Li Y 等研究表明 LPS 能够上调原代 NG2+ 细胞中的 CINC-3(neutrophil chemoattractant-3)和 LIX(LPS induced CXC chemokine)的表达[39],此两种趋化因子通过结合 CXCR2 启动细胞反应。CXCR2 主要表达在中性粒细胞、单核细胞和 T 细胞上,介导细胞发生迁移、脱颗粒等一系列生物学效应,在多种炎症性疾病中发挥重要作用。小胶质细胞和 NG2+ 细胞上均表达受体 CXCR2[40],提示 NG2+ 细胞可能具有类似免疫细胞的功能,通过释放相关的细胞因子从而参与神经炎症的发生发展。

3.2 激活 Act1 介导的 IL-17 信号通路 IL-17 是 TH17 细胞分泌的特征性的炎症因子,Act1 是其下游关键接头蛋白,TH17-IL-17 轴在机体抵御外来刺激、自身免疫性疾病和炎症中发挥重要作用[41]。EAE 是由 CD4[+]T 细胞介导的自身免疫性疾病,特征是 CNS 内小血管周围出现单核细胞浸润及髓鞘脱失,是人类 MS 的理想动物模型[42]。研究发现,激活的 NG2[+] 细胞能够释放 IL-17。有趣的是,敲除神经元和少突胶质细胞中的 Act1 对 EAE 的发展没有影响,敲除星型胶质细胞中的 Act1 能够改善 EAE,然而敲除 NG2[+] 细胞中的 Act1 却能明显抑制 EAE 进程。以上结果提示在 EAE 中 NG2[+] 细胞是 IL-17 的靶细胞,IL-17 通过结合 Act1,启动 NF-κB 和 MAPK 信号通路,放大炎症反应[43]。

3.3 激活 TLR4 信号通路 Toll 样受体(Toll-like receptor,TLR)是一种天然免疫受体。在 TLR 家族成员中,TLR4 主要参与炎症反应,与 LPS 活化信号的转导密切相关。当 LPS 与 TLR4 结合后,TLR4 激活细胞内的信号级联反应,上调下游编码细胞因子、趋化因子及炎症介质等靶基因的表达[44]。Yan Li 等发现将 LPS-FITC 加入 NG2[+] 细胞,显示 LPS-FITC 结合在 NG2[+] 细胞上。此外,在原代 NG2[+] 细胞中有 TLR4 mRNA 表达,并且在空白组和 LPS 组没有差别,上述结果提示 NG2[+] 细胞上表达 TLR4[39]。最近研究表明,用 LPS 诱导 NG2[+] 细胞,LPS 与 TLR4 结合后,能够激活细胞下游的 NF-κB 和 MAPK 信号通路等,增加炎症因子和氧自由基的释放,放大炎症级联反应[45]。

3.4 影响血脑屏障通透性 血脑屏障(blood-brain barrier,BBB)是指脑毛细血管阻止物质进入脑血液循环的结构。BBB 由毛细血管内皮细胞及其紧密连接、基膜、周细胞以及星形胶质细胞足突构成,其中内皮细胞紧密连接是 BBB 的主要结构。紧密连接包含咬合蛋白(occludin)、闭合蛋白(claudin)和连接黏附分子(JAMs)等,claudin-5 是调节脑血管内皮细胞通透性最重要的因子[46]。Giovanni Ferrara 等研究发现,在 NG2[+] 细胞敲除的 EAE 小鼠模型中,claudin-5 和 occludin 分布是无规律的间断薄束,然而在野生型 EAE 小鼠模型中,claudin-5 和 occludin 呈现规律的连续性的线性分布,提示 NG2[+] 细胞参与内皮细胞紧密连接。此外,在用 FITC 标记右旋糖酐验证 BBB 通透性实验中,野生型 EAE 小鼠模型中有明显的 FITC 标记的右旋糖苷的泄露,NG2[+] 细胞敲除的 EAE 小鼠模型中却无此现象,以上结果提示 NG2[+] 细胞在 EAE 动物模型中可以维持 BBB 通透性[47]。

4 结语

随着社会人口老龄化加重,神经退行性疾病的发病率逐年增加。虽然神经退行性疾病目前可以通过药物干预,明显降低发病率和死亡率。但是,现有的治疗仅能够控制临床症状,却不能够阻止疾病的进展。由于胶质细胞介导的神经炎症反应在神经退行性疾病的发生发展中具有重要作用,因此抗炎药物的研究已日益受到人们的关注。目前临床上常用的甾体类和非甾体类抗炎药尽管可以减少神经元的变性损伤,但是长期使用造成的毒副作用限制了其临床应用。因此,抑制胶质细胞介导的神经炎症反应很可能成为治疗神经退行性疾病的重要策略之一。

参 考 文 献

[1] Calsolaro V,Edison P. Neuroinflammation in Alzheimer's disease:Current evidence and future directions. Alzheimers Dement,2016,12:719-732.

[2] Block ML,Zecca L,Hong JS. Microglia-mediated neurotoxicity:uncovering the molecular mechanisms. Nat Rev

Neurosci,2007,8:57-69.

[3] Ransohoff RM,Perry VH. Microglial physiology: unique stimuli, specialized responses. Annu Rev Immunol, 2009,27:119-145.

[4] Colton CA. Heterogeneity of microglial activation in the innate immune response in the brain. J Neuroimmune Pharmacol,2009,4:399-418.

[5] Gao HM,Hong JS. Why neurodegenerative diseases are progressive: uncontrolled inflammation drives disease progression. Trends Immunol 2008,29:357-365.

[6] Zhang F,Wang YY,Liu H,Lu YF,Wu Q,et al. Resveratrol Produces Neurotrophic Effects on Cultured Dopaminergic Neurons through Prompting Astroglial BDNF and GDNF Release. Evid Based Complement Alternat Med 2012,2012:937605.

[7] Nimmo AJ,Vink R. Recent patents in CNS drug discovery: the management of inflammation in the central nervous system. Recent Pat CNS Drug Discov 2009,4:86-95.

[8] Spencer NG,Schilling T,Miralles F,Eder C. Mechanisms Underlying Interferon-gamma-Induced Priming of Microglial Reactive Oxygen Species Production. PLoS One 2016,11:e0162497.

[9] Liu B,Hong JS. Role of microglia in inflammation-mediated neurodegenerative diseases: mechanisms and strategies for therapeutic intervention. J Pharmacol Exp Ther 2003,304:1-7.

[10] Shuhua X,Ziyou L,Ling Y,Fei W,Sun G. A role of fluoride on free radical generation and oxidative stress in BV-2 microglia cells. Mediators Inflamm 2012, 2012:102954.

[11] Ramanan S,Kooshki M,Zhao W,Hsu FC,Robbins ME. PPARalpha ligands inhibit radiation-induced microglial inflammatory responses by negatively regulating NF-kappaB and AP-1 pathways. Free Radic Biol Med 2008,45:1695-1704.

[12] Gessi S,Borea PA,Bencivenni S,Fazzi D,Varani K,et al. The activation of mu-opioid receptor potentiates LPS-induced NF-kB promoting an inflammatory phenotype in microglia. FEBS Lett2016,590:2813-2826.

[13] Chow YL,Lee KH,Vidyadaran S,Lajis NH,Akhtar MN,et al. Cardamonin from Alpinia rafflesiana inhibits inflammatory responses in IFN-gamma/LPS-stimulated BV2 microglia via NF-kappaB signalling pathway. Int Immunopharmacol,2012,12:657-665.

[14] Yi CO,Jeon BT,Shin HJ,Jeong EA,Chang KC,et al. Resveratrol activates AMPK and suppresses LPS-induced NF-kappaB-dependent COX-2 activation in RAW 264. 7 macrophage cells. Anat Cell Biol,2011,44: 194-203.

[15] Pangestuti R,Bak SS,Kim SK. Attenuation of pro-inflammatory mediators in LPS-stimulated BV2 microglia by chitooligosaccharides via the MAPK signaling pathway. Int J Biol Macromol,2011,49:599-606.

[16] Liu J,Xu C,Chen L,Xu P,Xiong H. Involvement of Kv1.3 and p38 MAPK signaling in HIV-1 glycoprotein 120-induced microglia neurotoxicity,2012,Cell Death Dis 3:e254.

[17] Wang C,Nie X,Zhang Y,Li T,Mao J,et al. Reactive oxygen species mediate nitric oxide production through ERK/JNK MAPK signaling in HAPI microglia after PFOS exposure. Toxicol Appl Pharmacol, 2015,288: 143-151.

[18] Li XH,Huang J,Yuan DM,Cheng C,Shen AG,et al. HSPA12B regulates SSeCKS-mediated astrocyte inflammatory activation in neuroinflammation. Exp Cell Res,2015,339:310-319.

[19] Bonneh-Barkay D,Bissel SJ,Kofler J,Starkey A,Wang G,et al. Astrocyte and macrophage regulation of YKL-40 expression and cellular response in neuroinflammation. Brain Pathol,2012,22:530-546.

[20] Schafer S,Calas AG,Vergouts M,Hermans E. Immunomodulatory influence of bone marrow-derived mesenchymal stem cells on neuroinflammation in astrocyte cultures. J Neuroimmunol,2012,249:40-48.

[21] Colombo E,Di Dario M,Capitolo E,Chaabane L,Newcombe J,et al. Fingolimod may support neuroprotection

via blockade of astrocyte nitric oxide. Ann Neurol,2014,76:325-337.

[22] Qiu Y,Liu S,Chen HT,Yu CH,Teng XD,et al. Upregulation of caveolin-1 and SR-B1 in mice with non-alcoholic fatty liver disease. Hepatobiliary Pancreat Dis Int,2013,12:630-636.

[23] Murgas P,Cornejo FA,Merino G,von Bernhardi R. SR-A regulates the inflammatory activation of astrocytes. Neurotox Res,2014,25:68-80.

[24] Murgas P,Godoy B,von Bernhardi R. Abeta potentiates inflammatory activation of glial cells induced by scavenger receptor ligands and inflammatory mediators in culture. Neurotox Res,2012,22:69-78.

[25] Beraud D,Hathaway HA,Trecki J,Chasovskikh S,Johnson DA,et al. Microglial activation and antioxidant responses induced by the Parkinson's disease protein alpha-synuclein. J Neuroimmune Pharmacol,2013,8: 94-117.

[26] Bi J,Jiang B,Zorn A,Zhao RG,Liu P,et al. Catalpol inhibits LPS plus IFN-gamma-induced inflammatory response in astrocytes primary cultures. Toxicol In Vitro,2013,27:543-550.

[27] Stark GR,Darnell JE,Jr. The JAK-STAT pathway at twenty. Immunity,2012,36:503-514.

[28] Wang J,Li G,Wang Z,Zhang X,Yao L,et al. High glucose-induced expression of inflammatory cytokines and reactive oxygen species in cultured astrocytes. Neuroscience,2012,202:58-68.

[29] Liu X,Tian Y,Lu N,Gin T,Cheng CH,et al. Stat3 inhibition attenuates mechanical allodynia through transcriptional regulation of chemokine expression in spinal astrocytes. PLoS One,2013,8:e75804.

[30] Spiegel S,Milstien S. The outs and the ins of sphingosine-1-phosphate in immunity. Nat Rev Immunol,2011, 11:403-415.

[31] Fischer I,Alliod C,Martinier N,Newcombe J,Brana C,et al. Sphingosine kinase 1 and sphingosine 1-phosphate receptor 3 are functionally upregulated on astrocytes under pro-inflammatory conditions. PLoS One, 2011,6:e23905.

[32] Choi JW,Gardell SE,Herr DR,Rivera R,Lee CW,et al. FTY720(fingolimod)efficacy in an animal model of multiple sclerosis requires astrocyte sphingosine 1-phosphate receptor 1(S1P1)modulation. Proc Natl Acad Sci U S A 2011,108:751-756.

[33] Rostami A,Ciric B. Astrocyte-derived lactosylceramide implicated in multiple sclerosis. Nat Med,2014,20: 1092-1093.

[34] Mayo L,Trauger SA,Blain M,Nadeau M,Patel B,et al. Regulation of astrocyte activation by glycolipids drives chronic CNS inflammation. Nat Med,2014,20:1147-1156.

[35] Patel JR,Klein RS. Mediators of oligodendrocyte differentiation during remyelination. FEBS Lett,2011,585: 3730-3737.

[36] Ransohoff RM. How neuroinflammation contributes to neurodegeneration. Science,2016,353:777-783.

[37] Nishiyama A,Komitova M,Suzuki R,Zhu X. Polydendrocytes(NG2 cells):multifunctional cells with lineage plasticity. Nat Rev Neurosci 2009,10:9-22.

[38] Hill RA,Nishiyama A. NG2 cells(polydendrocytes):listeners to the neural network with diverse properties. Glia,2014,62:1195-1210.

[39] Li Y,Du XL,He BP. Lipopolysaccharide Upregulates the Expression of CINC-3 and LIX in Primary NG2 Cells. Neurochem Res,2016,41:1448-1457.

[40] Omari KM, John GR, Sealfon SC, Raine CS. CXC chemokine receptors on human oligodendrocytes: implications for multiple sclerosis. Brain,2005,128:1003-1015.

[41] Hu Y,Ota N,Peng I,Refino CJ,Danilenko DM,et al. IL-17RC is required for IL-17A- and IL-17F-dependent signaling and the pathogenesis of experimental autoimmune encephalomyelitis. J Immunol,2010, 184:4307-4316.

[42] Ransohoff RM. Animal models of multiple sclerosis: the good, the bad and the bottom line. Nat Neurosci, 2012,15:1074-1077.

[43] Kang Z, Wang C, Zepp J, Wu L, Sun K, et al. Act1 mediates IL-17-induced EAE pathogenesis selectively in NG2+ glial cells. Nat Neurosci, 2013, 16:1401-1408.

[44] Du Q, Min S, Chen LY, Ma YD, Guo XL, et al. Major stress hormones suppress the response of macrophages through down-regulation of TLR2 and TLR4. J Surg Res, 2012, 173:354-361.

[45] Cardoso FL, Herz J, Fernandes A, Rocha J, Sepodes B, et al. Systemic inflammation in early neonatal mice induces transient and lasting neurodegenerative effects. J Neuroinflammation, 2015, 12:82.

[46] Xu B, Zhang Y, Du JL. Progress in the study of the blood-brain barrier. Sheng Li Xue Bao, 2016, 68: 306-322.

[47] Ferrara G, Errede M, Girolamo F, Morando S, Ivaldi F, et al. NG2, a common denominator for neuroinflammation, blood-brain barrier alteration, and oligodendrocyte precursor response in EAE, plays a role in dendritic cell activation. Acta Neuropathol, 2016, 132:23-42.

13 单相动作电位技术在研究麻醉药物对心脏电生理影响中的进展

贵州医科大学麻醉学院,贵州 贵阳 550004

刘艳秋,安丽,王子君,李惠,雷涓,高鸿

作者简介

刘艳秋,主任医师。现为中国药理学会麻醉药理学青年委员会委员、中华医学会中西医结合麻醉学组委员,第 4 版《临床麻醉学》数字规划教材编者。

高鸿(通讯作者),教授。现为高等医学教育学会麻醉学教育研究会常务理事、中华麻醉学会学科建设与管理学组委员、中国医师协会麻醉医师分会委员、中国药理学会麻醉药理学专业委员会委员、《临床麻醉学》教材副主编、《中华麻醉学杂志》编委、《国际麻醉学与复苏杂志》编委、《临床麻醉学杂志》通讯编委。承担省厅级科研项目十余项,获省级科技成果 4 项。

摘要 背景 围术期麻醉药物所致的心律失常日益引起重视,研究其发生机制对预防此类药物引起的心律失常有重要意义。单相动作电位是观察心肌群细胞电活动的有效手段,被广泛用于心肌电生理学的实验和临床研究。**目的** 介绍应用单相动作电位技术研究麻醉药物对心脏电生理影响的进展。**内容** 本文阐述了吸入麻醉药、静脉麻醉药、阿片类药物、抗生素等对心脏电生理特性的影响及可能机制,为安全使用麻醉药物提供理论依据。**趋向** 单相动作电位技术已成为心肌电生理、电药理研究的重要方法,提供了研究麻醉药物致心律失常电生理机制的新方向。

关键词 单相动作电位;麻醉药物;心脏电生理

心肌细胞产生的动作电位是心脏生物电活动的基础,心脏电生理与心律失常密切相关[1]。自 20 世纪 90 年代末开始至今,国内外陆续有麻醉药诱发心电风暴的文献报道。麻醉药物可能作用于心肌细胞膜上不同的离子通道靶位,对心脏电生理特性产生影响,引起心肌电活动不稳定,导致心律失常发生。单相动作电位(monophasic action potential,

MAP)具有与单个心肌细胞跨膜动作电位一致的形态和时程,是观察心肌群细胞电活动的有效手段,被广泛用于心肌电生理学的实验和临床研究[2]。利用 MAP 技术同步测量 3 层心肌电生理参数的变化可以预测相关心律失常的发生[3]。目前,MAP 技术在国内外多用于心血管疾病的研究,针对麻醉学领域采用 MAP 技术进行麻醉药物与心脏电生理的研究并不多见。我们课题组自 2006 年以来,在离体心脏灌流模型上利用 MAP 技术进行麻醉药物对心脏电生理影响的系列研究,取得一定进展。本文结合我们的研究结果与相关文献综述如下。

1 单相动作电位

心律失常的理论研究是当今心脏病学领域中最重要和最活跃的课题之一,电生理的研究技术也在不断进步。MAP 是指能够在形态和时程上准确反映跨膜动作电位(transmembrane action potential,TAP)的细胞外电位,是群细胞的平均胞外电位[4]。与胞内微电极记录的 TAP 不同的是,MAP 可于完整搏动心脏上,尤其是从患者心脏上记录到。因为相当一部分心律失常只存在于完整的器官或机体,MAP 技术正好架起了基础与临床电生理学之间的桥梁,能够真实地再现人类心脏病的病理生理学,迅速成为研究药物对心脏电生理影响的基础实验与临床应用的首选。

1.1 研究历史 众所周知,大量心肌电生理学理论知识是通过玻璃微电极细胞内记录取得,但这种方法受到记录时间、稳定性,以及不能长时间稳定观察在体心肌电活动等的限制,不能投入临床使用。20 世纪 50 年代用吸引电极记录 MAP,获得与 TAP 相似的图形,可反映心肌细胞群局部活动,但因吸引电极可引起心肌损伤、波形畸变,因而限制了吸引电极引导MAP 的应用。20 世纪 80 年代初,Miler 和 Franze 应用接触电极导管(非吸引的)技术引导MAP,操作方便、安全,最大优点是可在完整动物和人心脏跳动时连续记录 MAP,为临床电生理学研究提供了一种新的技术。

目前单个细胞电生理的研究有细胞膜片钳技术、细胞内微电极技术等。细胞膜片钳技术能精确表明细胞膜上的各种离子通道,有利于探讨细胞电活动产生的机制,而细胞内微电极技术对跨膜电压的大小、细胞动作电位特点的描述有优势。这两种技术对细胞有损伤,不能长期观察细胞电活动,故对于心肌组织块电活动、完整心脏局部心肌组织电活动,则采用 MAP 技术进行观察。MAP 能长时间稳定记录心肌细胞动作电位的去极和复极过程,准确反映在体心脏或心脏某一局部的电生理指标变化,常用于研究和分析药物对心脏电生理特性的影响。在心室同一部位,应用自制电极检测 3 层心肌细胞 MAP 的可行性已得证实,为跨心室壁复极异质性的在体研究提供有效途径,对于探讨 LQTS、Brugada 综合征等恶性室性心律失常、心脏性猝死(sudden cardiac death,SCD)的确切机制具有重要意义[5-6]。

1.2 MAP 信号的形成机制 MAP 形成机制有"损伤电流学说"和"容量传导体假说"。目前较公认的看法是"损伤/压迫"处心肌处于一种膜电位为 $-20 \sim -30\text{mV}$ 的电冻结状态,临近部位正常心肌周期性的电活动和电冻结区之间不断变化的电位梯度引起的跨界电流是 MAP信号的形成原因[7]。

1.3 MAP 记录的准确性及优缺点 典型 MAP 包括去极和复极两个过程,可以逼真反映 TAP 的形态和时程变化。与微电极技术同步记录的 TAP 比较,MAP 分为 0 ~ 4 相 5 个时相,平台期明显可见,但 MAP 振幅较小,0 相上升速率稍慢。MAP 的缺点:①无绝对的静息电位;②无可靠 0 相上升速率(Vmax);③多细胞平均记录掩盖了单个心肌细胞的特点。MAP 优点:①MAP 可如实准确记录类似 TAP 1 ~ 3 相复极化的整个过程;②适用于在体研究;③可识别正常和异常人的心脏复极过程、抗心律失常药物作用、缺血程度、心率和节律的影响与后除极的作用等;④细胞群的平均电生理特性可能更具代表性。

1.4 MAP 的指标及测量

1.4.1 MAP 波形 MAP 波形基本分为 3 种,为统一 MAP 的测量,首先是确立 MAP 平台期,每一种的平台确定方法有所不同,如图 1 所示[8]。

1.4.2 MAP 常用指标 除极指标:①单相动作电位振幅(monophonic action potential amplitude,MAPA):动作电位 4 相舒张期基线至 2 相平台期顶点的电位差。②0 相最大上升速率(Vmax):动作电位 0 相去极化速率。

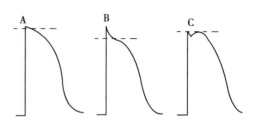

图 1 MAP 波形平台期

A. 最大平台期高度与 MAP 超射值相同;B. 缩进式 MAP 平台高度定在最大转折发生处;C. 尖峰-穹隆式平台期高度定在穹隆顶部

复极指标:单相动作电位时程(monophonic action potential duration,MAPD),指单相动作电位 0 相去极化起始至复极化时相的时程,常用有 $MAPD_{20}$、$MAPD_{50}$ 和 $MAPD_{90}$。$MAPD_{90}$ 的定义:从最大上升速率计算点到复极化达 90% 所需时间,单位 ms,其他类推。

复极不均一性指标:跨室壁复极离散度(transmural dispersion of repolarization,TDR),指心室肌 3 层心肌细胞(内膜层、中层、外膜)动作电位复极的差异,为一次心脏搏动时 3 层心肌细胞 APD_{90} 最大值与最小值之差。

早期后除极(early afterdepolarization,EAD):是心肌细胞在一定条件下,由前一动作电位触发所产生的又一次去极化过程,通常在 3 相期内,表现为拖尾形、平台形和凸起形三种不同的形态。延迟后除极(delayed after depolarization,DAD):发生在动作电位复极完成或接近完成时,出现在 4 相期。

1.4.3 MAP 测量方法 动作电位时程分段及 MAP 测量方法见图 2 和图 3。MAPA:MAP 波起始至心肌除极振幅最高水平的垂直距离;$MAPD_{20}$:MAP 波起始处至心肌复极到 20% 振幅的水平距离;$MAPD_{50}$:MAP 波起始处至心肌复极到 50% 振幅的水平距离;$MAPD_{90}$:MAP 波起始处至心肌复极到 90% 振幅的水平距离。TDR:同一时刻 3 层心肌细胞 $MAPD_{90}$ 最大值与最小值的差值。

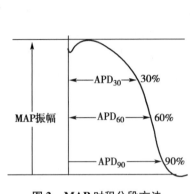

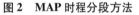

图2　MAP 时程分段方法

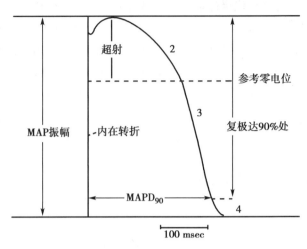

图3　MAP 振幅和时程的测量方法 (以 $MAPD_{90}$ 为例)

2　吸入麻醉药对 MAP 的影响

吸入麻醉药物(inhalational anesthetics)分为气体麻醉药物(gaseous anesthetics)和挥发性麻醉药物(volatile anesthetics)两类。吸入麻醉药物具有麻醉效能强、可控性高的特点,尤其挥发性麻醉药中的卤族类,如恩氟烷、异氟烷、七氟烷和地氟烷在全身麻醉的维持中占主导地位。大量研究证实吸入麻醉药对心肌有保护作用,但临床观察与实验研究中发现其对心脏有负性作用,甚至可诱发心律失常。TDR 增大是心律失常发生的重要机制之一,近年采用 MAP 同步记录技术评价吸入麻醉药对心室3层心肌细胞电生理异质性影响的研究渐多,这一电药理学研究对解释吸入麻醉药诱发室性心律失常的心脏电生理机制有着重要意义。

2.1　七氟烷与 MAP　七氟烷(sevoflurane)化学名为氟甲基-异丙基醚,为无色透明、有香味无刺激性的挥发性液体,血/气分配系数0.63,油/气分配系数53.4。优点是诱导迅速、刺激性小、溶解度低,血流动力学较稳定,吸收和清除迅速。以氧为载气时,最低肺泡有效浓度(minnum alveolar concentration, MAC)为1.71%,1.3MAC 浓度为2.07%,临床常用浓度为1～1.5MAC[9]。

七氟烷预处理/后处理的心肌保护作用是国内外研究热点。有报道显示七氟醚延长 QT 间期,甚至可诱发尖端扭转型室性心动过速和心室颤动[10-11]。杨烨等[12]采用 Langendorff 装置对离体兔心灌注不同浓度七氟烷,0.65MAC 组和1.3MAC 组均未发现 EAD 与 DAD;与对照相比较,两组平衡灌注15分钟和继续灌注15分钟时3层心肌细胞 $MAPD_{90}$ 及 TDR 无差异,说明0.65MAC 和1.3MAC 的七氟烷不会影响家兔心室复极;该作者[13]同时用低温联合七氟烷灌注离体兔心,发现单纯低温延长兔3层心肌复极时间,但低温联合七氟烷时对心肌细胞复极时程和跨室壁复极离散度无影响,认为七氟烷可抑制低温诱发的心肌复极时间延长,从而降低了低温诱发心律失常的发生率;机制可能与七氟烷开放 K_{ATP} 通道,使得心肌细胞动作电位持续时间迅速缩短,从而缩短心肌复极时间,但加大七氟烷浓度或延长观察时间是否会对离体兔心 MAP 产生不同影响,尚不能定论。

2.2 异氟烷与 MAP 异氟烷(isoflurane)为透明无色液体,略具刺激性气味,血/气分配系数 1.4,油/气分配系数 98。异氟烷[14]具有高效、安全、体内代谢率低、排泄迅速、临床疗效显著的特点,其 MAC 与年龄、体温及合并用药等因素有关,正常体温中年人为 1.15%。

最新研究证实异氟烷预处理通过激活 K_{ATP} 通道对心肌起到保护作用[15]。但有文献报道,异氟烷对窦房结的自律性呈浓度相关性抑制,可使冠状动脉粥样硬化性心脏病合并房室传导阻滞或左、右束支传导阻滞的患者发生室性停搏。还有研究显示,异氟烷可使 QT 间期、QT 离散度、校正 QT 间期及校正 QT 离散度显著延长或增大,诱发心律失常[16]。谷宇等[17]用不同浓度异氟烷灌注离体兔心,发现 0.65MAC 异氟烷对 $MAPD_{100}$ 无影响,1.3MAC 异氟烷延长 3 层心肌 $MAPD_{100}$,且 3 层心肌之间存在差异,说明异氟烷可能不均一延长 3 层心肌 $MAPD_{100}$,3 层心肌在复极时间和空间上异质性增加,引起折返激动,容易诱发心律失常。王龙等[18]给家兔麻醉插管维持呼气末异氟烷浓度 1.4% ~ 1.6%,观察左心室 3 层心肌 MAPD、TDR 变化及 DAD 发生情况,并同步记录体表心电图,发现异氟烷延长左心室中层心肌 MAPD、增大 TDR,增加心肌电生理异质性,可能是其引起室性心律失常的心脏电生理基础。

3 静脉麻醉药对 MAP 的影响

3.1 丙泊酚与 MAP 丙泊酚(2,6-二异丙基苯酚)是一种烷基酚类静脉用全身麻醉药,起效迅速,注药后 15 ~ 30 秒患者入睡,经过平稳,无肌肉不自主运动、咳嗽、呃逆等副作用,作用持续时间短,5 ~ 10 分钟后患者苏醒完全,无兴奋现象。丙泊酚是临床最常用的静脉麻醉药,广泛用于麻醉诱导、维持及 ICU 危重患者机械通气时的镇静等[19]。丙泊酚抑制循环,表现为血压降低、心率明显减慢[20]。丙泊酚减慢心脏传导速率,推测是丙泊酚扩张外周血管与直接心脏抑制双重作用导致[21-23]。近年屡见丙泊酚麻醉发生恶性心律失常的案例[24-25],提示丙泊酚对心脏电生理的影响不容忽视。

董丽[26]对离体兔心灌注不同浓度丙泊酚,通过 MAP 技术记录相关参数,发现丙泊酚呈浓度依赖性延长心室 $MAPD_{90}$,心室复极延长;随灌注时间延长,丙泊酚对心脏的抑制作用更明显,心室复极进一步延长,心律失常发生风险增加;推测其机制可能与丙泊酚对 I_{kr} 和 I_{ks} 等离子通道的抑制有关。而 Morey 等[27]类似研究发现,高浓度丙泊酚(50μM)缩短 $MAPD_{90}$,尤在人为造成复极化时程延长的豚鼠模型中,其对 $MAPD_{90}$ 的缩短效应更为明显。两个实验结论不一致,推测可能因为药物浓度不同。一直以来对丙泊酚的致心律失常和抗心律失常作用存在争议[28]。临床研究中丙泊酚不影响患者 QT 间期,甚至可以缩短延长的 QT 间期[29],机制与丙泊酚抑制 L 型 Ca^{2+} 离子通道(L-type Ca^{2+} channels)和缓慢延迟整流性 K^+ 离子通道(I_{ks})有关[30]。心肌复极由 Ca^{2+} 内流和 K^+ 外流形成,丙泊酚抑制 I_{ks} 造成复极时程延长,但因其同时抑制 L 型 Ca^{2+} 离子通道,使得丙泊酚延长心肌复极化时程的作用被抵消,甚至还有一定缩短复极时程的作用。虽然丙泊酚对 MAP 的影响及其机制需要更多样本加以验证,但临床上对于高龄、术前合并心血管疾病的患者,长时间大剂量使用丙泊酚时仍需谨慎,避免或加重心律失常的发生。

3.2 右美托咪定与 MAP 右美托咪定(dexmedetomidine,DEX)是一种高选择性 α_2 肾上腺素能受体(α_2-AR)激动剂,具有较强的镇静、镇痛和抗焦虑作用,稳定血流动力学[31],减少其他麻醉药物用量[32],呼吸抑制作用轻微[33],广泛用于麻醉前用药、麻醉辅助用药及 ICU 镇静当中。心动过缓和低血压是 DEX 最常见的副作用[34-35]。2007 ~ 2010 年美国医学会杂志对长期在 ICU 镇静患者进行多中心随机双盲试验,发现使用 DEX 后发生低血压、心动过缓的概率分别为 21% 和 14%[36]。

DEX 导致的循环抑制大多与迷走兴奋有关。近年出现不少 DEX 诱发 QT 间期显著延长,甚至心脏骤停的报道[37-38]。龙娟[39-40]等采用 MAP 技术证实 DEX 对心脏电生理的直接负性作用。研究者制备离体心脏灌注模型,灌注不同浓度 DEX,发现低浓度 DEX 对 MAPD 无影响,而高浓度 DEX 可延长心室肌外膜、中膜和内膜的 MAPD,增加心律失常发生风险,机制可能与 K 通道抑制相关。在此基础上安丽[41]利用 K 通道阻滞剂四乙胺进行深入研究,发现离体兔心分别灌注四乙胺和右美托咪定后,两组心室肌 MAPD 明显延长且趋势一致,推测 DEX 可能通过抑制 K 离子通道引起 K^+ 外流减少,从而延长心肌复极时程。介于 DEX 的迷走兴奋作用及对心脏电生理的负性作用,对于术前存在 QT 间期延长、窦性心动过缓、传导阻滞的患者,应谨慎使用 DEX。

4 阿片类药物对 MAP 的影响

瑞芬太尼是一种新型超短效的 μ 阿片受体激动剂,可引起心率减慢,且引起心动过缓的机制存在争议。有研究发现,瑞芬太尼减慢家兔心率的机制与阿片受体、迷走神经和交感神经无关,提示瑞芬太尼减慢心率有新的作用靶点。

刘艳秋[42-47]等利用 MAP 技术通过动物实验阐明瑞芬太尼致心动过缓的心脏电生理机制。研究表明:瑞芬太尼减慢 HR、延长 MAPD、增大 TDR,增加心室肌复极不均一性,室性心律失常风险增加;中、高浓度瑞芬太尼影响除极,可能是其引起心脏传导阻滞的机制之一;氨茶碱增快心率,缩短 MAPD90,减小 TDR,可以拮抗瑞芬太尼引起的心脏电生理改变;进一步利用工具药(钾通道阻滞剂)证实瑞芬太尼延长 MAPD 的机制可能与阻滞钾通道有关;检测心肌组织缝隙连接蛋白 43(connexin 43,Cx43)的表达,发现瑞芬太尼呈浓度依赖性下调兔心肌细胞 Cx43 表达和改变 Cx43 分布,导致心肌细胞间电耦联失常,可能是其诱发心律失常的机制之一。

该系列研究提示,临床上长时间大剂量使用瑞芬太尼时需警惕心律失常的发生;当发生严重心动过缓而阿托品无效时可以选用氨茶碱来拮抗瑞芬太尼的负性变频作用。同时为寻找保护心肌细胞间耦联的药物,预防瑞芬太尼诱发的心律失常的发生提供了新的研究方向。

5 抗生素对 MAP 的影响

世界上每年大约有 80 万人发生心脏性猝死(sudden cardiac death,SCD),心室复极异常诱发的恶性心律失常是临床上 SCD 最常见的原因。Milberg[48]等在 2007 年指出,所有的抗生素均可引起心室复极异常,导致 QT 间期延长。抗生素心脏毒性的临床表现以心律失常多见,心电图表现为 QT 间期延长,严重时诱发尖端扭转性室性心动过速

（TdP），甚至猝死；机制可能与抗生素阻断心肌细胞膜 I_{kr}，导致复极延迟，增大 TDR 有关[49-50]。由于抗感染治疗具有较强的普遍性，几乎涉及所有的临床科室，因此重视抗感染治疗中对患者心脏电生理的影响，有利于临床医生安全、合理使用抗生素。尤其围术期预防性输注抗生素后再使用麻醉药物是否会进一步影响心脏电生理功能，更值得麻醉医生关注。

应用 MAP 技术研究抗生素对心脏电生理特性的影响，发现抗生素使 MAPD 及电交替都发生了改变[51-53]。司帕沙星、莫西沙星、红霉素和氯喹延长 MAPD，延长心室复极；莫西沙星、红霉素、氯喹延长电交替；阿奇霉素单用或与氯喹联用均不影响 MAPD 和电交替。泰利霉素缩短 MAPD 和电交替，即使 8 倍临床剂量的泰利霉素（7.9μM）仍然不延长 MAPD 与电交替，且临床剂量泰利霉素对 QT 间期无影响，故存在 QT 间期延长风险的患者抗感染治疗时可以作为首选。

6 小结

心肌细胞生物电现象复杂多变，心肌离子通道多种多样。随着研究心律失常发病机制方法学的不断更新，MAP 技术已成为心肌电生理、电药理研究的重要方法。将 MAP 技术引入麻醉学领域，研究麻醉药物对心脏电生理特性的影响，利用工具药（离子通道开放剂/阻断剂）或膜片钳技术从离子通道离子流来解释麻醉药物所引起的动作电位改变，甚至深入基因组学去探讨麻醉药物致心律失常的机制，可为围术期麻醉药物的安全使用提供更多的理论依据。

参 考 文 献

[1] Yadava M, Shapiro MD. Applications of Advanced Imaging in Cardiac Electrophysiology. Curr Treat Options Cardiovasc Med,2016,18(11):66.

[2] Kittnar O,Yang SG,Mlček M. Experimental evaluation of the cardiac rhythm originating in myocardial sleeves of pulmonary veins using a monophasic action potential. Physiol Res,2013,62 Suppl 1:S49-56.

[3] He B,Lu Z,He W,et al. The effects of atrial ganglionated plexi stimulation on ventricular electrophysiology in a normal canine heart. J Interv Card Electrophysiol,2013 Jun;37(1):1-8.

[4] A Pichlmaier,V Lang,W Harringer,et al. Prediction of the onset of atrial fibrillation after cardiac surgery using the monophasic action potential. Heart,1998,80(5):467-472.

[5] Odening KE,Jung BA,Lang CN,et al. Spatial correlation of action potential duration and diastolic dysfunction in transgenic and drug-induced LQT2 rabbits. Heart Rhythm,2013 Oct;10(10):1533-1541.

[6] 姚青海,崔长琮,李强,等. 单相动作电位同步记录电极的建立和应用. 西安交通大学学报（医学版）,2005(1):89-92.

[7] Franz MR. Current status of monophasic action potential recording:theories,measurements and interpretations. Cardiovasc Res. 1999,41(1):25-40.

[8] 李翠兰,胡大一. 单相动作电位技术及其临床应用[J]. 中国心脏起搏与心电生理杂志,2002,16(5):326-331.

[9] 肖军章等. 七氟醚临床应用新进展. 中国临床医药研究杂志,2007:36-38.

[10] Kang J,Reynolds wP,Chen XI,et al. Mechanism sunderling the QT interval-prolonging effects of sevoflurane

and its interactions with other QT prolonging drugs. Anesthesiology,2006,104(5):1015-1022.

[11] Bru Mercier G,Hopkins PM,Harrison SM. Halothane and sevoflurane inhibit Na/Ca exchang ecurrent in rat ventricular myocytes. Br J Anaesth,2005,95(3):305-309.

[12] 杨烨,高鸿,谷宇.七氟烷对离体兔心室肌单相动作电位及跨室壁复极不均一性的影响.贵州医药,2008,32(2):113-115.

[13] 杨烨,高鸿,谷宇.低温联合七氟醚对兔心肌单相动作电位及跨室壁复极离散度的影响.中华麻醉学杂志,2010,30(7):780-783.

[14] 郑聚斯等.异氟醚药理和临床研究现状,国外医学(麻醉学与复苏分册),1985(03).

[15] 陈艳,王光楠等.异氟醚对心肌保护作用的机制.实用药物与临床,2006,9(4):263-264.

[16] Yildifim H,Adanir T,Atay A,et al. Th e efect of fl4 ~ V0nIImIle, isofluraneand deslurane on QT interval of the ECG. Eur J Anaestheaiol,2004,21;566-570.

[17] 谷宇,高鸿,杨烨.异氟醚、七氟醚对心肌单相动作电位的作用.临床麻醉学杂志,2012,28(10):1013-1016.

[18] 王龙,王晞,周青山,等.异氟醚对兔心室动作电位及跨室壁复极离散度的影响.中华麻醉学杂志,2007,27(7):632-635.

[19] Nakayama M,Ichinose H,Yamamoto S,et al. The effect of fentanyl on hemodynamic and bispectral index changes during anesthesia induction with propofol. J Clin Anesth,2002 14(2):146-149.

[20] 童博,杨宗林,郑荣芝,等.不同剂量丙泊酚用于复合麻醉诱导对循环系统影响的观察.人民军医,2012,55(10):964-965.

[21] Erb TO,Kanter RJ,Hall JM,et al. Comparison of electrophysiologic effects of propofol and isoflurane-based anesthetics in children undergoing radiofrequency catheter ablation for supraventricular tachycardia. Anesthesiology,2002,96(6):1386-1394.

[22] Yatabe T,Hirohashi M,Takeuchi S,et al. Case of ventricular fibrillation in patients with brugada type electrocardiogram during surgery. Masui,2011;60(6):728-732.

[23] 庄心良,曾因明,陈伯銮,等.现代麻醉学3版,[M].北京:人民卫生出版社,2005.

[24] Yatabe T,Hirohashi M,Takeuchi S,et al. Case of ventricular fibrillation in patients with brugada type electrocardiogram during surgery. Masui,2011,60(6):728-732.

[25] Tsutsumi YM,Tomiyama Y,Horikawa YT,et al. General anesthsia for electroconvulsive therapy with Brugada electrocardiograph pattern. J Med Invest,2011,58(3-4):273-276.

[26] 董丽,高鸿,刘艳秋,等.不同浓度丙泊酚对离体兔心肌动作电位的影响.贵阳医学院学报,2015,40(7):680-682.

[27] Morey TE,Martynyuk AE,Napolitano CA,et al. Ionic basis of the differential effects of intravenous anesthetics on erythromycin-induced prolongation of ventricular repolarization in the guinea pig heart. Anesthesiology. 1997,87(5):1172-1181.

[28] Liu Q,Kong AL,Chen R,et al. Propofol and arrhythmias:two sides of the coin. Acta Pharmacol Sin,2011,32(6):817-823.

[29] 李小刚,周荣胜,关正,等.七氟醚和丙泊酚对肥胖患者全麻诱导时P波离散度、QTc及QTc离散度的影响.陕西医学,2013,42(3):289-291.

[30] Hatakeyama N,Sakuraya F,Matsuda N,et al. Pharmacological significance of the blocking action of the intravenous general anesthetic propofol on the slow component of cardiac delayed rectifier K+current. J Pharmacol Sci,2009,110(3):334-343.

[31] Soliman RN,Hassan AR,Rashwan AM,et al. Prospective,randomized study to assess the role of dexmedetomidine in patients with supratentorial tumors undergoing craniotomy under general anaesthesia. Middle East J

Anesthesiol,2011,21:325-334.

[32] Monso J,Reis F. Dexmedetomidine:current role in anesthesia and intensive care. Rev Bras Anestesiol,2012, 62:118-133.

[33] Ramsey MA,Luterman DL. Dexmedetomidine as a total intravenous anesthestic agent. Anesthesiology,2004,101: 787-781.

[34] Ebert TJ,Hall JE,Barney JA,et al. The effects of increasing plasma concentrations of dexmedetomidine in humans. Anesthesiology,2000,93(2):382-394.

[35] Hammer GB,Drover DR,Cao H,et al. The effect of dexmedetomidine on cardiac electrophysiology in children. Anesth Analg,2008,106(1):79-83.

[36] Jakob S M,Ruokonen E,Grounds R M,et al. Dexmedetomidine vs midazolam or propofol for sedation during prolonged mechanical ventilation:two randomized controlled trials. JAMA,2012,307(11):1151-1160.

[37] Zhang X,Schmidt U,Wain JC,et al. Bradycardia leading to asystole during dexmedetomidine infusion in an 18 year-old double-lung transplantrecipient. J Clin Anesth,2010,22(1):45-49.

[38] Sichrovsky T C,Mittal S,Steinberq JS. Dexmedetomidine sedation leading to refractory cardiogenic shock. Anesth Analg,2008,106(6):1784-1786.

[39] 龙娟,高鸿,李惠,等.不同浓度右美托咪定对离体兔心室肌电生理学特性的影响.临床麻醉学杂志, 2015,31(10):1000-1002.

[40] 龙娟,高鸿,刘艳秋,等.右美托咪定对离体兔心室肌单相动作电位的影响.广西医学,2016,38(8): 1058-1061.

[41] 安丽,高鸿,段宏伟,等.右美托咪定引起心动过缓的心脏电生理机制及其与钾通道的关系.实用医学杂志, 2015,31(21):3496-3498.

[42] 刘艳秋,高鸿,安丽,等.瑞芬太尼对家兔离体心室肌动作电位时程及跨室壁复极不均一性的影响.贵 阳医学院学报,2015,40(9):935-938.

[43] 刘艳秋,高鸿,张凯强,等.不同浓度瑞芬太尼对家兔心肌单相动作电位的影响.中华麻醉学杂志, 2016,36(5):542-545.

[44] 刘艳秋,高鸿,龙娟,等.不同浓度瑞芬太尼对兔心室肌单相动作电位的电生理特性影响.中国临床药 理学杂志,2015,31(14):1418-1421.

[45] 刘艳秋,高鸿,龙娟,等.氨茶碱对瑞芬太尼诱发兔离体心脏负性变频作用时单相动作电位的影响.中 华麻醉学杂志,2014,34(12):1439-1441.

[46] 刘艳秋,高鸿,安丽,等.钾通道在瑞芬太尼延长家兔心肌单相动作电位时程中的作用.中华麻醉学杂 志,2016,36(2):151-153.

[47] 刘艳秋,张凯强,李惠,等.不同浓度瑞芬太尼对兔心肌细胞缝隙连接蛋白43表达及分布的影响.中华 麻醉学杂志,2016,36(3):311-313.

[48] Milberg P,Hilker E,Ramtin S,et al. Proarrhythmia as a class effect of quinotones:increased dispersion of repolarization and triangulation of action potential predict torsades de pointes. J Cardiovasc Electrophysiol, 2007,18:647-654.

[49] Chen Q,Liu YM,Liu Y,et al. Orally administered moxifloxacin prolongs QTc in healthy Chinese volunteers: a randomized,single-blind,crossover study. Acta Pharmacol Sin,2015,36(4):448-453.

[50] Matsuo K,Fujiwara K,Omuro N,et al. Effects of the fluoroquinolone antibacterial drug ciprofloxacin on ventricular repolarization in the halothane-anesthetized guinea pig. J Pharmacol Sci,2013,122(3):205-212.

[51] Satoh Y,Sugiyama A,Chiba K,et al. QT-Prolonging Effects of Sparfloxacin,a fluoroquinolone antibiotic,assessed in the in vivo canine model with monophasic action potential monitoring. J Cardiovasc Pharmacol, 2000,36(4):510-515.

[52] Fossa AA,Wisialowski T,Duncan JN,et al. Azithromycin/Chloroquine combination does not increase cardiac instability despite an increase in monophasic action potential duration in the anesthetized guinea pig. Am J Trop Med Hyg,2007,77(5):929-938.

[53] Wisialowski T,Crimin K,Engtrakul J,et al. Differentiation of arrhythmia risk of the antibacterials moxifloxacin,erythromycin,and telithromycin based on analysis of monophasic action potential duration alternans and cardiac instability. The J Pharmacol Exp Ther,2006,318(1):352-359.

14 α7烟碱型乙酰胆碱受体与非感染性炎症疾病

上海市第十人民医院药学部，上海 200072

倪敏，沈甫明

作者简介

倪敏，女，2011年毕业于第二军医大学药学院药理学专业，获硕士学位；临床药师。以第一作者或共同第一作者在 *Anesthesiology* 等发表论文3篇。

沈甫明（通讯作者），男，医学博士。同济大学附属上海市第十人民医院药学部主任、教授、博士生导师，钱江特聘专家。获国家自然科学基金面上项目、上海市科委基础研究重点项目等资助12项。研究方向为心血管药物药理学。以通讯作者在 *ATVB*，*Anesthesiology*，*Hypertension* 等发表文章二十余篇。目前兼任中国药理学会理事、中国药理学会麻醉药理学专业委员会委员、中国医院协会药事管理专委会委员、上海市药理学会常务理事、上海市医学会临床药学分会委员、上海市药学会医院药学专委会委员和上海市医院协会药事管理专委会委员；中国药理学通报、药学实践杂志等编委。

摘要 背景 目前，对选择性 α7 烟碱型乙酰胆碱受体（α7nAChR）激动剂的作用研究主要集中在神经退行性疾病。然而 α7nAChR 广泛表达于多种细胞，是胆碱能抗炎通路的主要组成部分，其在非感染性炎症疾病中作用值得探讨。**目的** 本文将对 α7nAChR 在动脉粥样硬化、高血压、糖尿病、缺血再灌注损伤及类风湿性关节炎的急、慢性炎症反应等病理生理过程中的作用进行综述，并对其潜在的临床意义进行讨论。**内容** α7nAChR 激活可显著减少动脉粥样硬化斑块面积，减轻高血压所致终末器官损伤，促进糖尿病伤口愈合，减轻缺血再灌注损伤，缓解类风湿性关节炎进程，这些都提示 α7nAChR 激活在非感染性炎症疾病中具有积极作用和意义。**趋向** 初步的研究结果已证实 α7nAChR 参与了多种非感染性炎症疾病的发生发展，激活 α7nAChR 可能是防治这些疾病的一个新的靶点，但如何开发安全有效的选择性激动剂还有待于进一步的研究。

关键词 α7 烟碱型乙酰胆碱受体（α7nAChR）；胆碱能抗炎通路；非感染性炎症疾病

医学界根据人体炎症的发生是否与细菌感染有关系,把炎症分为"感染性炎症"和"非感染性炎症"两大类。非感染性炎症常见于动脉粥样硬化、高血压、糖尿病、骨关节病以及各种因素导致的缺血再灌注损伤,如外科手术后组织的缺血再灌注损伤。近年研究发现,除体液机制外,胆碱能抗炎通路这一神经免疫调节机制在炎症调节发挥重要作用。胆碱能抗炎通路指通过刺激迷走神经,释放的迷走神经递质乙酰胆碱与巨噬细胞等免疫细胞上表达的α7 烟碱型乙酰胆碱受体(α7nAChR)结合,抑制促炎因子释放而发挥抗炎的作用。本文就目前 α7nAChR 在多种非感染性炎症中的研究进行综述。

1 动脉粥样硬化和 α7nAChR

动脉粥样硬化是脑梗死、心肌梗死和心搏骤停等多种心血管事件主要原因,已被广泛认为是一种慢性炎性疾病[1]。受累动脉病变一般先有脂质和复合糖类积聚、出血及血栓形成,进而纤维组织增生及钙质沉着,并有动脉中层的逐渐蜕变和钙化,导致动脉壁增厚变硬、血管腔狭窄[2]。动脉壁上沉积物可导致浸润的炎症细胞、血管内皮细胞和巨噬细胞发生一系列炎症反应,并促进单核细胞向巨噬细胞转化[3]。氧化低密度脂蛋白和促炎基因的高表达促进 NF-κB 信号通路的激活[4]。这些结果都表明动脉粥样硬化与炎症密切相关,抑制炎症能有效防止动脉粥样硬化。

α7nAChR 在巨噬细胞和内皮细胞上均有表达,这为动脉粥样硬化的防治提供了另一种可能性[5,6]。利用自发性动脉粥样硬化小鼠(ApoE 敲除鼠)模型,Hashimoto 等人发现 α7nAChR 激动剂 AR-R17779 治疗显著减少动脉粥样硬化斑块面积,抑制动脉瘤形成,减少 IL-1β 和 IL-6 的释放[7]。Johansson 等在人类动脉粥样硬化病变部位的免疫细胞上同样发现了 α7nAChR 的表达,为了进一步研究造血干细胞上 α7nAChR 的表达在动脉粥样硬化中的作用,他们将 α7nAChR 敲除鼠及野生型的骨髓细胞移植到动脉粥样硬化小鼠(Ldlr$^{-/-}$)骨髓内,移植 α7nAChR 敲除鼠骨髓的 Ldlr$^{-/-}$ 小鼠主动脉斑块增加 72%[8]。这些结果提示 α7nAChR 在动脉粥样硬化发生发展过程中扮演了一个重要角色,激活 α7nAChR 可能成为动脉粥样硬化预防和治疗的新策略。

2 高血压和 α7nAChR

高血压是指以体循环动脉血压(收缩压和/或舒张压)增高为主要特征(收缩压≥140mmHg,舒张压≥90mmHg),可伴有心、脑、肾等器官的功能或器质性损害的临床综合征[9],其发病机制及病理生理学特征复杂[10]。为适应血流动力学变化,血管内膜及管壁发生的适应性增生,无法控制的内膜过度增生最终会导致血管重构[11,12]。据估计,2000 年近 10 亿人患高血压,而 2025 年高血压患者将增加至 15.6 亿[13]。原发性高血压被认为是环境和遗传因素的相互作用的结果;继发性高血压患者的数量,如肾血管性高血压、妊娠高血压等在高血压患者中占有较大比例。最近的研究表明,无论在哪种高血压的发生和发展过程中,炎性细胞因子的存在都具有重要意义[14,15]。

我们之前研究发现,SD 大鼠二肾一夹手术 4 周后,大鼠心、肾、主动脉各组织中 α7nAChR 的 mRNA 及蛋白水平显著下降,血清炎症因子 TNF-α 显著增加[14]。自发性高血压大鼠较其正常血压对照组大鼠的迷走神经功能降低,乙酰胆碱转运体和 α7nAChR 的表达显著下降,血清中促炎细胞因子 IL-1β、IL-6、TNF-α 显著增加,终末器官损伤更严重。此外,α7nAChR 特异性激动剂 PNU-282987 治疗 28 天,可显著抑制自发性高血压大鼠组织水平的促炎细胞因子释放,抑制 NF-κB 激活,减轻终末器官损伤[16]。这表明激活 α7nAChR 可能成为高血压的治疗新策略,减轻高血压所致终末器官损伤。这提示特异性的 α7nAChR 激动剂对高血压慢性炎症的治疗作用。

3 糖尿病和 α7nAChR

糖尿病是一种由于胰岛素分泌和(或)作用缺陷所引起的,以慢性血糖水平增高为特征的代谢性疾病。糖尿病的慢性并发症主要包括大血管病变及微血管病变[17]。糖尿病患者伤口愈合困难,其中长期炎症是一个不可忽视的致病因素[18,19]。伤口处大量巨噬细胞浸润,内皮细胞功能失调,IL-1β、IL-6 和 TNF-α 等炎性介质的大量释放,最终导致伤口愈合速度减慢[20]。利用 AR-R17779 激活 α7nAChR,可减少 NOD 小鼠(自发性胰岛素依赖型糖尿病小鼠)单核细胞趋化蛋白 1 的水平,迷走神经切除增加 NOD 小鼠的全身炎症反应,增加 TNF-α 的表达,加快 NOD 小鼠的糖尿病进程[21]。另有文献报道,在 STZ 致糖尿病小鼠皮肤伤口造模 5 天后,大量的巨噬细胞在伤口处聚集,随着循环血中巨噬细胞的增多,血清中 TNF-α 的表达显著增加,在伤口愈合后期 α7nAChR 的表达量也明显增加,而激活 α7nAChR 可显著减少伤口组织 TNF-α 的表达,抑制 NF-κB 激活,促进伤口愈合[22]。这也证实胆碱能抗炎通路在糖尿病伤口愈合中的治疗作用。

4 缺血再灌注损伤和 α7nAChR

外科手术往往存在缺血再灌注过程。对缺血再灌注损伤的研究发现,对组织造成损伤的主要因素,不是缺血本身,而是恢复血液供应后,过量的自由基攻击这部分重新获得血液供应的组织内的细胞造成的,这种损伤被称为"组织缺血再灌注损伤"。

缺血再灌注后可激活巨噬细胞、中性粒细胞和单核细胞,这些细胞的激活,可直接释放大量的促炎细胞因子,如 TNF-α、IL-1β、IL-6;也可释放脂质炎性介质,如白三烯(LTs)、血栓素 A2(TXA2)、血小板激活因子(PAF)等,炎性介质能激活炎症细胞,使之合成和释放多种炎症因子[23]。

有证据表明巨噬细胞在肾脏缺血再灌注损伤过程中发挥重要作用[24,25]。电刺激迷走神经减轻肾脏的缺血再灌注损伤,减少缺血再灌注过程释放的 TNF-α,而在脾脏切除及 α7nAChR 缺失小鼠模型中,电刺激迷走神经并不能减轻肾脏的缺血再灌注损伤[26]。心脏缺血再灌注期间释放大量高速泳动族蛋白 B1(HMGB1)可促进炎症反应,而预防性刺激迷走神经可明显减少 HMGB1 的表达,减轻心脏缺血再灌注损伤,这一保护作用涉及 α7nAChR 的激活[27]。我们前期研究也同样发现,肝脏缺血再灌注可诱导枯否细胞活化,活化的枯否细胞释放过量活性氧簇(ROS),最终导致肝细胞凋亡。迷走神经肝支切除或者 α7nAChR 缺失均可增加肝脏缺血再灌注所致的肝细胞凋亡数量,加重肝脏缺血再灌注损伤,而激活 α7nAChR 则可减轻这一损伤。此外,利用原代培养的枯否细胞和肝细胞,我们发现激活 α7nAChR 可减少缺氧复氧诱导的枯否细胞上清液中 H_2O_2 的产生,用这种低含量的 H_2O_2 上清液处理肝细胞可减少缺氧复氧所致肝细胞凋亡。由此推测,迷走神经递质激活枯否细胞上的 α7nAChR 后能够减少其 ROS 的产生,从而减轻 HIR 损伤[28]。这些证据均提示迷走神经及 α7nAChR 在缺血再灌注损伤过程中的积极作用,也为临床防治各种组织缺血再灌注损伤提供新的思路。

5 类风湿性关节炎和 α7nAChR

类风湿性关节炎是一种以炎性滑膜炎为主的系统性疾病。其特征是手、足小关节的多关节、对称性、侵袭性炎症,经常伴有关节外器官受累,可以导致关节畸形及功能丧失[29,30]。吸烟已经被明确指出是影响类风湿性关节炎发生发展的高危因素[31,32],然而,有实验室证据指出尼古丁在成纤维样滑膜细胞上的抗炎作用也是不容忽视的[33]。类风湿性关节炎患者的迷走神经功能明显降低,健康人群的全血经内毒素处理 4 小时后 TNF-α 显著升高,而胆碱能受体激动剂 GTS-21 预处理可降低内毒素诱导的 TNF-α 的高表达[34]。成纤维细胞和巨噬细胞是滑膜衬里层的主要细胞成分[35],有文献报道 α7nAChR 在类风湿性关节炎患者的滑膜衬里层高表达[36],而激活滑膜成纤维细胞上 α7nAChR 可减少炎症因子释放[37]。一些动物实验表明,迷走神经切除或者 α7nAChR 敲除加重胶原诱导的骨关节损伤,而胆碱能受体激动剂可减轻这一损伤[38,39]。这表明 α7nAChR 是类风湿性关节炎发病机制中的重要环节,对于类风湿性关节炎的治疗具有积极意义。

6 结语

虽然,非感染性炎症的治疗方案已经得到了极大的优化,仍有大量的患者得不到救治,胆碱能抗炎通路及 α7nAChR 在多种非感染性炎症疾病的发生发展过程中有着重要作用,α7nAChR 特异性激动剂的临床应用有望成为多种非感染性炎症的治疗新策略。但如何开发安全有效的选择性激动剂还有待于进一步的研究。

参 考 文 献

[1] Hansson GK:Inflammation and immune response in atherosclerosis. Curr Atheroscler Rep,1999,1:150-155.

[2] Alamanda V,Singh S,Lawrence NJ,Chellappan SP:Nicotine-mediated induction of E-selectin in aortic endo-thelial cells requires Src kinase and E2F1 transcriptional activity. Biochem Biophys Res Commun,2012,418:56-61.

[3] McNeill E,Channon KM,Greaves DR:Inflammatory cell recruitment in cardiovascular disease:murine models and potential clinical applications. Clin Sci (Lond),2010,118:641-655.

[4] Dabek J,Kulach A,Gasior Z:Nuclear factor kappa-light-chain-enhancer of activated B cells(NF-kappaB):a new potential therapeutic target in atherosclerosis? Pharmacol Rep,2010,62:778-783.

[5] Li DJ,Zhao T,Xin RJ,Wang YY,Fei YB,Shen FM:Activation of alpha7 nicotinic acetylcholine receptor protects against oxidant stress damage through reducing vascular peroxidase-1 in a JNK signaling-dependent manner in endothelial cells. Cell Physiol Biochem,2014,33:468-478.

[6] Li SX,Huang S,Bren N,Noridomi K,Dellisanti CD,Sine SM,Chen L:Ligand-binding domain of an alpha7-nicotinic receptor chimera and its complex with agonist. Nat Neurosci,2011,14:1253-1259.

[7] Hashimoto T,Ichiki T,Watanabe A,Hurt-Camejo E,Michaelsson E,Ikeda J,Inoue E,Matsuura H,Tokunou T,Kitamoto S,Sunagawa K:Stimulation of alpha7 nicotinic acetylcholine receptor by AR-R17779 suppresses atherosclerosis and aortic aneurysm formation in apolipoprotein E-deficient mice. Vascul Pharmacol,2014,61:49-55.

[8] Johansson ME,Ulleryd MA,Bernardi A,Lundberg AM,Andersson A,Folkersen L,Fogelstrand L,Islander U,Yan ZQ,Hansson GK:alpha7 Nicotinic acetylcholine receptor is expressed in human atherosclerosis and inhibits disease in mice—brief report. Arterioscler Thromb Vasc Biol,2014,34:2632-2636.

[9] Egan BM,Zhao Y,Axon RN:US trends in prevalence,awareness,treatment,and control of hypertension,1988-2008. JAMA,2010,303:2043-2050.

[10] Fernandez G,Lee JA,Liu LC,Gassler JP:The Baroreflex in Hypertension. Curr Hypertens Rep,2015,17:19.

[11] Le Gal L,Alonso F,Mazzolai L,Meda P,Haefliger JA:Interplay between connexin40 and nitric oxide signaling during hypertension. Hypertension,2015,65:910-915.

[12] Cavalcante JL,Lima JA,Redheuil A,Al-Mallah MH:Aortic stiffness:current understanding and future directions. J Am Coll Cardiol,2011,57:1511-1522.

[13] Kearney PM,Whelton M,Reynolds K,Muntner P,Whelton PK,He J:Global burden of hypertension:analysis of worldwide data. Lancet,2005,365:217-223.

[14] Chen JK,Zhao T,Ni M,Li DJ,Tao X,Shen FM:Downregulation of alpha7 nicotinic acetylcholine receptor in two-kidney one-clip hypertensive rats. BMC Cardiovasc Disord,2012,12:38.

[15] Harwani SC,Chapleau MW,Legge KL,Ballas ZK,Abboud FM:Neurohormonal modulation of the innate immune system is proinflammatory in the prehypertensive spontaneously hypertensive rat,a genetic model of essential hypertension. Circ Res,2012,111:1190-1197.

[16] Li DJ,Evans RG,Yang ZW,Song SW,Wang P,Ma XJ,Liu C,Xi T,Su DF,Shen FM:Dysfunction of the cholinergic anti-inflammatory pathway mediates organ damage in hypertension. Hypertension,2011,57:298-307.

[17] Kar P,Holt RI:The effect of sulphonylureas on the microvascular and macrovascular complications of diabetes. Cardiovasc Drugs Ther,2008,22:207-213.

[18] Khanna S,Biswas S,Shang Y,Collard E,Azad A,Kauh C,Bhasker V,Gordillo GM,Sen CK,Roy S:Macrophage dysfunction impairs resolution of inflammation in the wounds of diabetic mice. PLoS One,2010,5:e9539.

[19] Siqueira MF,Li J,Chehab L,Desta T,Chino T,Krothpali N,Behl Y,Alikhani M,Yang J,Braasch C,Graves DT:Impaired wound healing in mouse models of diabetes is mediated by TNF-alpha dysregulation and associated with enhanced activation of forkhead box O1(FOXO1). Diabetologia,2010,53:378-388.

[20] Mahdavian Delavary B,van der Veer WM,van Egmond M,Niessen FB,Beelen RH:Macrophages in skin injury and repair. Immunobiology,2011,216:753-762.

[21] Koopman FA,Vosters JL,Roescher N,Broekstra N,Tak PP,Vervoordeldonk MJ:Cholinergic anti-inflammatory

pathway in the non-obese diabetic mouse model. Oral Dis,2015,21:858-865.

[22] Dong MW,Li M,Chen J,Fu TT,Lin KZ,Ye GH,Han JG,Feng XP,Li XB,Yu LS,Fan YY:Activation of alpha7nAChR Promotes Diabetic Wound Healing by Suppressing AGE-Induced TNF-alpha Production. Inflammation,2016,39:687-699.

[23] Kojima Y,Suzuki S,Tsuchiya Y,Konno H,Baba S,Nakamura S:Regulation of pro-inflammatory and anti-inflammatory cytokine responses by Kupffer cells in endotoxin-enhanced reperfusion injury after total hepatic ischemia. Transpl Int,2003,16:231-240.

[24] Cao Q,Harris DC,Wang Y:Macrophages in kidney injury,inflammation,and fibrosis. Physiology (Bethesda), 2015,30:183-194.

[25] Huen SC,Cantley LG:Macrophage-mediated injury and repair after ischemic kidney injury. Pediatr Nephrol, 2015,30:199-209.

[26] Inoue T,Abe C,Sung SS,Moscalu S,Jankowski J,Huang L,Ye H,Rosin DL,Guyenet PG,Okusa MD:Vagus nerve stimulation mediates protection from kidney ischemia-reperfusion injury through alpha7nAChR + splenocytes. J Clin Invest,2016,126:1939-1952.

[27] Zhang J,Yong Y,Li X,Hu Y,Wang J,Wang YQ,Song W,Chen WT,Xie J,Chen XM,et al:Vagal modulation of high mobility group box-1 protein mediates electroacupuncture-induced cardioprotection in ischemia-reperfusion injury. Sci Rep,2015,5:15503.

[28] Ni M,Fu H,Huang F,Zhao T,Chen JK,Li DJ,Shen FM:Vagus Nerve Attenuates Hepatocyte Apoptosis upon Ischemia-Reperfusion via alpha7 Nicotinic Acetylcholine Receptor on Kupffer Cells in Mice. Anesthesiology, 2016-Epub.

[29] Bartok B,Firestein GS:Fibroblast-like synoviocytes:key effector cells in rheumatoid arthritis. Immunol Rev, 2010,233:233-255.

[30] Tak PP,Bresnihan B:The pathogenesis and prevention of joint damage in rheumatoid arthritis:advances from synovial biopsy and tissue analysis. Arthritis Rheum,2000,43:2619-2633.

[31] Klareskog L,Malmstrom V,Lundberg K,Padyukov L,Alfredsson L:Smoking,citrullination and genetic variability in the immunopathogenesis of rheumatoid arthritis. Semin Immunol,2011,23:92-98.

[32] de Hair MJ,Landewe RB,van de Sande MG,van Schaardenburg D,van Baarsen LG,Gerlag DM,Tak PP: Smoking and overweight determine the likelihood of developing rheumatoid arthritis. Ann Rheum Dis,2013, 72:1654-1658.

[33] Li T,Zuo X,Zhou Y,Wang Y,Zhuang H,Zhang L,Zhang H,Xiao X:The vagus nerve and nicotinic receptors involve inhibition of HMGB1 release and early pro-inflammatory cytokines function in collagen-induced arthritis. J Clin Immunol,2010,30:213-220.

[34] Bruchfeld A,Goldstein RS,Chavan S,Patel NB,Rosas-Ballina M,Kohn N,Qureshi AR,Tracey KJ:Whole blood cytokine attenuation by cholinergic agonists ex vivo and relationship to vagus nerve activity in rheumatoid arthritis. J Intern Med,2010,268:94-101.

[35] Revell PA:Synovial lining cells. Rheumatol Int,1989,9:49-51.

[36] Forsgren S:Presence of ChAT mRNA and a very marked alpha7nAChR immunoreaction in the synovial lining layer of the knee joint. Life Sci,2012,91:1043-1047.

[37] Das UN:Can vagus nerve stimulation halt or ameliorate rheumatoid arthritis and lupus? Lipids Health Dis, 2011,10:19.

[38] van Maanen MA,Stoof SP,Larosa GJ,Vervoordeldonk MJ,Tak PP:Role of the cholinergic nervous system in

rheumatoid arthritis:aggravation of arthritis in nicotinic acetylcholine receptor alpha7 subunit gene knockout mice. Ann Rheum Dis,2010,69:1717-1723.

[39] van Maanen MA,Lebre MC,van der Poll T,LaRosa GJ,Elbaum D,Vervoordeldonk MJ,Tak PP:Stimulation of nicotinic acetylcholine receptors attenuates collagen-induced arthritis in mice. Arthritis Rheum,2009,60:114-122.

15 GSK-3β在肝缺血再灌注损伤保护中的作用机制

西安交通大学第一附属医院,陕西 西安 710061

赵鸽,朱宇麟,申新,王强,吕毅

作者简介

赵鸽(通讯作者),女,博士,副主任医师,硕士研究生导师。研究方向:肝缺血再灌注损伤的机制及保护研究。发表论文二十余篇,SCI4篇,主持国家自然科学基金一项,参与或主持省级科研基金五项,获得省部级科技进步二等奖一项,教育厅科技进步二等奖一项,发明专利4项。中国药理学会麻醉药理学委员会委员,中国研究型医院学会麻醉分会委员,中国心胸血管麻醉学会胸科分会青年委员。E-mail:zhaogege110@163.com

项目基金:国家自然科学基金(No:81670572),陕西省科学技术研究发展计划项目(No:2014K11-03-03-08)

摘要 背景 随着现代腹部外科的不断进步,肝脏移植技术作为治疗终末期肝病的主要手段已无可非议。肝脏缺血再灌注损伤是肝移植不可避免的一个过程,严重时可引起移植肝脏失功能、其他器官损伤甚至患者死亡。因此,对怎样防治肝脏IRI来降低各种严重肝脏疾病、肝移植失败率成为大家关注的焦点。GSK-3β是一种存在于所有真核生物的多功能丝氨酸/苏氨酸酶。越来越多的证据表明糖原合成酶激酶-3β在器官缺血再灌注损伤的发病中起重要作用。**目的** 本文以GSK-3β为切入点,从GSK-3β在肝缺血再灌注损伤保护中的作用机制作一综述,以期寻找行之有效的干预肝缺血再灌注损伤的途径和治疗靶点。**内容** 本文阐述了肝缺血再灌注损伤的发生机制及GSK-3β在肝缺血再灌注损伤保护中的作用机制,从上游基因如PI3K/Akt、MAPK、mK$_{ATP}$通路对GSK-3β活性的调控,到GSK-3β作用的下游基因NF-κB,Wnt信号通路β-catenin及MPTP的开放等,从炎症反应、细胞凋亡及坏死、微循环障碍等方面进行阐述,对肝IRI中GSK-3β的保护机制的研究现状作一综述。**趋向** 深入研究肝脏缺血再灌注损伤的发生机制,对有效减轻肝脏IRI保护肝功能,提高患者术后存活率有着非常重要的意义。而且为预防和治疗脑、心脏和肾脏等重要脏器缺血损伤提供了新的分子作用靶点,具有重要的理论意义与临床实用价值。

关键词 缺血再灌注损伤;糖原合成酶激酶-3β;线粒体膜通透性转换孔;凋亡

1 肝缺血再灌注损伤(Ischemia-reperfusion injury;IRI)的概念及发生机制

缺血器官和组织重新获得血液供应不仅不能使器官和组织功能恢复,反而加重了功能障碍及结构破坏,这种现象称为 IRI。IRI 是由 Jennings 等[1]于 1960 年首先提出的,是肝脏外科中常见的病理过程。如肝脏移植、肝部分切除手术等,都需要暂时阻断肝血流,当重新恢复血液供应后,会造成肝的 IRI。人体重要脏器包括心、肝、脑、肾、肺等在不同的病理情况下都可以发生 IRI。IRI 是一个很重要的临床医学问题,主要与以下因素相关:ATP 耗竭、乳酸堆积、钙超载、活性氧的产生、枯否细胞、淋巴细胞和中性粒细胞的活化等,引起一系列损害性的细胞反应,继而导致炎症、细胞凋亡和死亡。对 IRI 发生机制迄今为止尚无明确认识,现成为医学界关注的热点之一。

肝 IRI 可以分为两个阶段:早期,是指肝细胞在再灌注后 3 ~ 6 小时出现死亡。表现为炎症因子对肝窦内皮细胞和肝细胞的损伤。在此期间,T 淋巴细胞和枯否细胞被激活,活化的枯否细胞能通过释放超氧游离基、肿瘤坏死因子-α(TNF-α)和白介素-1β(IL-1β)来增加组织的氧化应激[2]。TNF-α 和 IL-1β 聚集,激活肝脏中的 CD4$^+$T 细胞。成熟的 CD4$^+$T 细胞表达的 CD154 和抗原呈递细胞表达的 CD40 相互作用,诱导 T 细胞介导的肝 IRI 发生[3]。后期,在再灌注 6 小时后,继发于内皮细胞损伤后,白细胞黏附和趋化因子诱导微循环障碍。在这期间中性粒细胞大量堆积,最终引起一系列细胞反应及组织损伤。

大量的研究证明,引起 IRI 的机制是多因素的,如氧自由基的产生增加,细胞内钙超载,细胞因子的参与,枯否细胞的激活及中性粒细胞的聚集等。最近的研究表明,细胞凋亡是缺血再灌注损伤引起肝细胞和肝窦血管内皮细胞主要死亡过程的中心机制。引起凋亡的关键是缺血再灌注造成线粒体氧化磷酸化功能受损和线粒体膜通透性转换孔(mitochondrial permeability transition pore,MPTP)的开放,导致线粒体膜电位消失,氧化呼吸链断裂、ATP 衰竭,凋亡诱导因子的释放。如何有效保护线粒体功能是减轻肝缺血再灌注损伤的关键。细胞凋亡可以通过促凋亡-抗凋亡因子之间的平衡进行调节,许多分子和信号通路参与此过程。其中,糖原合成酶激酶-3β(glycogen synthase kinase 3β,GSK-3β)信号通路起了十分关键的作用。GSK-3β 是构成性蛋白激酶,在细胞信号的传导和分化、基因表达和细胞凋亡等方面起着重要的调节作用。深入研究肝脏缺血再灌注损伤的发生机制,对有效减轻肝脏 IRI 保护肝功能,提高患者术后存活率有着非常重要的意义。

2 GSK-3β 概念及其与缺血再灌注损伤

近来发现,GSK-3β 不但参与糖代谢,还参与细胞的分化、增殖、死亡等其他重要生理过程,GSK-3β 是一种存在于所有真核生物的多功能丝氨酸/苏氨酸酶。最早发现时被认为仅参与肌肉能量储存和新陈代谢,通过催化糖原合成酶磷酸化,使之失活而阻止糖原合成,是参与糖原代谢的主要限速酶之一。随着分子生物学的发展,人们对 GSK-3β 的研究逐步深入,在近 30 年来,越来越多的研究认为 GSK-3β 是一种调控多种细胞功能的关键酶。除了参与糖原代谢外,还参与细胞内其他重要生理过程,在细胞的生长、分化、增殖、凋亡、运动、细胞周期的连续性、胚胎发育、胰岛素反应等生理过程中都具有非常重要的作用[4,5]。当其表达不当及功能异常时,可引发一系列人类难以克服的疾病,如糖尿病、癌症、阿尔茨海默病等,因而近年来 GSK-3β 成为备受关注的研究热点[6,7]。越来越多的证据表明糖原合成酶激酶-3β 在器官 IRI 的发病中起重要作用。有确切的证据表明 GSK-3β 磷酸化对脏器缺血再灌注损伤有一定的保护作用,并证实许多具有肝保护作用的药物通过多种信号通路最后聚集在 GSK-3β 这一靶点上。研究发现 GSK-3 有两个亚型,即 GSK-3α 与 GSK-3β。GSK-3α 主要参与了糖原的代谢过程;而 GSK-3β 的生物学功能较复杂,在癌细胞基因转录、加速细胞周期、肿瘤细胞的侵袭和转移、凋亡过程中起到调控作用[8]。近年来有研究表明 GSK-3β 信号通路参与了缺血再灌注损伤,证明在肝 I/R 中通过一系列上游基因的调控,启动 GSK-3β 信号通路,促使 GSK-3βSer⁹ 磷酸化,激活下游信号通路,减轻肝细胞死亡,减轻肝 IRI。研究表明在缺血预处理,应用阿片受体药物、EPO 等药物预处理后,可通过增加 GSK-3β Ser⁹ 磷酸化减轻细胞凋亡,对缺血再灌注损伤起保护作用(图 1)[9-11]。许多研究亦表明,药物预处理可以激活心肌细胞内的 PI3K/Akt/GSK-3β 信号通路,在缺血再灌注损伤的保护中起决定性的作用[9]。

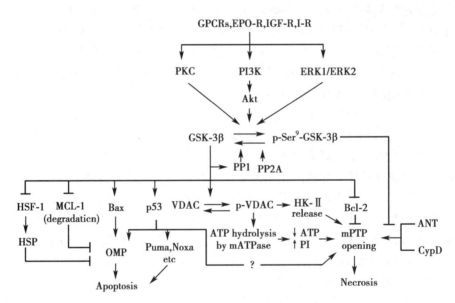

图1 缺血再灌注后 GSK-3β 的保护机制

3 GSK-3β 活性的调节

GSK-3β 有多种活性调节方式,如激酶磷酸化、形成蛋白复合体和调节细胞内分布等,而对激酶磷酸化的调节是其主要的活化方式。第 216 位酪氨酸(Tyr²¹⁶)磷酸化使其活化;相反,第 9 位丝氨酸(Ser⁹)磷酸化可以抑制 GSK-3β 的活性。GSK-3β 的底物广泛存在于细胞的各个生理过程中,GSK-3β 异常可以导致多种疾病的发生。目前对 GSK-3β 活性调节方式研究较多的是 GSK-3β 的上游关键激酶,如 PKA、PKC、Akt/PKB、MAPK 活化蛋白、p90 核糖体 S6 激酶(p90S6K)、p70S6K、ERK1/2、NO、胰岛素样生长因子-1、线粒体敏感性钾通道等,能通过上游激酶对 GSK-3βSer⁹ 的磷酸化,抑制 GSK-3β 活性而发挥作用[12-14]。研究发现上游刺激信号可使 GSK-3β 从胞浆向核内转移,即发生核转位,从而调节核内多种转录因子的活性,调节如代谢相关蛋白、细胞骨架蛋白、细胞周期蛋白、转录因子等的活性。

4 上游基因对 GSK-3β 活性的调控

4.1 PI3K/Akt 对 GSK-3β 的调控 再灌注损伤补救激酶(reperfusion injury salvage kinase,RISK)通路主要包括磷脂酰肌醇-3-激酶/蛋白激酶 B(phosphatidylinositol-3-kinase/protein kinase B,PI3K/Akt)及细胞外信号调节激酶(extracellular signal regulated kinase,ERK)等。研究表明[15,16],RISK 信号通路与 IRI 有着密切的关系。在再灌注早期,RISK 信号通路活化,通过磷酸化下游糖原合酶激酶-3β(glycogen synthase kinase-3β,GSK-3β)而抑制 GSK-3β 活性,是介导 IRI 保护作用的关键环节。PI3K/Akt 信号通路在维持细胞生存和抑制细胞凋亡中起到了关键作用,是膜受体信号向细胞内转导的重要途径,能通过激活其下游一系列蛋白激酶如蛋白激酶 A(protein kinase A,PKA)、Akt/PKB 和蛋白激酶 C(protein kinase C,PKC)、GSK-3β 而发挥其生物学效应。PI3K/Akt/GSK-3β 信号转导途径对凋亡的调节作用尤其重要,与细胞生命活动密切相关。研究表明[9]舒芬太尼后处理能激活 PI3K/Akt/GSK-3β 信号通路,通过增加磷酸化 Akt 的表达,使磷酸化 GSK-3β 的表达增加,抑制凋亡基因 Bax 和 Caspase-3 的表达,增加抗凋亡基因 Bcl₂ 的表达而抑制心肌细胞凋亡,从而对肝 I/R 起保护作用。Hausenloy 等[17]研究发现,在再灌注早期应用 PI3K 抑制剂预处理,通过降低 GSK-3β 磷酸化,可以取消后适应的保护效应;而 Akt 磷酸化水平的提高则增强了磷酸化 GSK-3β 对缺血再灌注损伤的保护。因此,采取抑制 PI3K/Akt/GSK-3β 信号通路的措施来减轻缺血再灌注损伤,已在许多研究中被应用。HyoJeong 等[12]的研究表明,在肝 IRI 中,CO 能激活 PI3K/Akt 通路,增加 GSK-3βSer⁹ 的磷酸化,抑制 GSK-3β 活化,减轻肝 IRI,因此,激活 CO 通过 PI3K/Akt/GSK-3β 通路,在防治肝 IRI 中起着非常重要的作用。张慧[18]在红细胞生成素(erythropoietin,EPO)预处理大鼠研究显示 EPO 预处理后,可以激活 GSK-3β 磷酸化,脑缺血再灌注后梗死面积减小,对全脑具有神经保护效应;给予 PI3K 的抑制剂 LY294002 后,GSK-3β 磷酸化程度降低,EPO 的脑保护作用降低。用 EPO 预先处理,可以在海马 CAI 区升高磷酸化 AKT 及其作用底物 GSK-3β 的磷酸化水平,进一步增加 Mcl-1 表达来抑制线粒体途径凋亡发生。表明 EPO 的 IRI 保护效应是由于激活 PI3K/AKT/GSK-3β 途径发挥 IRI 保护作用的。

4.2 MAPK 对 GSK-3β 的调控 丝裂原活化蛋白激酶(mitogen-activated protein kinase,MAPK)是一类高度保守的含有丝氨酸/苏氨酸残基的蛋白激酶,普遍存在于多种生物中,广泛分布于细胞胞浆内,在细胞分化、发育、存活及死亡等生理过程中发挥着重要的调节作用。MAPK 家族有 3 种蛋白激酶,即 JNK、ERK1/2 和 p38MAPK。多种胞外刺激如应激、缺血缺氧、细胞因子等都可通过级联途径引起 MAPK 激活。研究表明 MAPK 与肝缺血再灌注损伤有着密切的联系。在缺血再灌注早期即可激活 MAPK 途径中 p38MAPK 和 JNK 通路,经过 MAPK 核转位激活核内转位因子而促进相关蛋白的表达,完成对胞外刺激信号的反应,通过诱导黏附分子、细胞因子的表达介导炎症反应,引起肝 IRI[19-20]。

在肝 I/R 时,激活的 p38MAPK 作用于多种底物,直接或间接影响多种转录因子的活性,特异性调节多种基因的转录、表达,调控分化和凋亡等多种细胞反应,导致细胞凋亡。研究表明应用 p38MAPK 的抑制剂可以明显减轻细胞凋亡,减轻缺血再灌注损伤。JialinDuan 等[21]通过大鼠在体和离体实验的研究证实,在脑缺血再灌注损伤中 MAPK/GSK-3β 信号通路发挥了重要的作用,通过降低 TNF-α、MDA、caspase-3、Bax/Bcl2 减轻细胞损伤。研究表明,激活 JNK 和 p38MAPK 通路能激活 GSK-3β,加重肝缺血再灌注损伤。还有研究表明[22]瑞芬太尼预处理通过抑制 p38MAPK 信号传导通路,使 GSK-3β 磷酸化,减轻肝细胞凋亡而保护肝缺血再灌注损伤。瑞芬太尼预处理可以明显降低肝缺血再灌注组织转氨酶水平,抑制 TNF-α 和 IL-1β 等炎症因子的产生,抑制炎症反应,减轻肝细胞凋亡从而减轻肝 IRI。这些研究对于我们从 MAPK 通路出发,抑制 MAPK,磷酸化 GSK-3β 减轻肝 IRI 保护肝组织有重要的意义。

细胞外信号调节激酶(extracellular signal regulated kinase, ERK)是 MAPK 家族中重要的成员之一,在细胞增殖、分化和抗凋亡方面发挥重要的作用。研究发现 ERK 通路可被多种丝裂素原活化,如上皮生长因子、血小板源性生长因子、转化生长因子、血管紧张素Ⅱ、血栓素 A_2 和胰岛素等。ERK 通路的活化可能通过抑制细胞死亡机制和增强生存基因的转录两方面来促进细胞生存。Sun Don[23]研究表明,ERK1/2 磷酸化后通过抑制 GSK-3β 通路,使 NF-κB 核转位,增加 MMP-9 的表达而减轻炎症反应,增加缺血缺氧耐受性;可能与诱导 Fos、HSP70 表达,抑制 NF-κB 表达,减轻炎症反应,抑制凋亡有关。给予 ERK1/2 特异性拮抗剂 PD98059 后则会引起 NF-κB 的激活,释放炎性介质炎症反应加剧,加重细胞凋亡。研究表明[24],通过 PI3K/Akt 通路激活磷酸化的 Akt,使 ERK1/2 磷酸化,从而激活磷酸化的 GSK-3β,抑制细胞凋亡,对缺血再灌注损伤起保护作用,PI3K 抑制剂可以取消这种保护作用。

4.3　mK$_{ATP}$通路对 GSK-3β 的调控　Noma[25]于 1983 年首先利用膜片钳技术在豚鼠的心肌细胞上发现 ATP 敏感的钾通道(ATP-sensitive K⁺ channels, K$_{ATP}$C)在细胞膜兴奋和能量代谢的调节上起了重要作用。随后的研究证实,此通道也存在于血管、胰腺、骨骼肌、神经元、腺垂体、肾小管上皮、卵母细胞卵泡等其他组织以及细胞器如线粒体等,发挥着重要的生理功能。有研究表明[26-29],线粒体 ATP 敏感钾通道也参与心、脑、肝、肾的缺血再灌注损伤。mK$_{ATP}$通道开放时,线粒体膜电位降低、去极化,线粒体呼吸作用增强以及线粒体基质体积增大。①改变细胞活性氧(ROS)的生成:在缺血早期,mK$_{ATP}$通道开放,ROS 生成增加,产生预保护作用;在再灌注期,mK$_{ATP}$开放,ROS 生成减少,减轻再灌注损伤;②调节线粒体 Ca²⁺ 浓度:线粒体膜电位的降低有助于抑制 Ca²⁺ 内流,从而有效防治线粒体内钙超载,mK$_{ATP}$通道开放后线粒体内膜电位下降,导致钙摄入减少;③调节线粒体基质容积:线粒体是生物能量代谢的重要场所,线粒体基质容积的改变直接影响能量代谢状态。mK$_{ATP}$通道的打开促进 K⁺内流,由此线粒体基质容积增加,激活电子传递链,促进线粒体呼吸,ATP 合成增加。Tetsuji[30]认为缺血预处理可以导致线粒体 ATP 敏感钾通道开放,可通过增加 GSK-3β 磷酸化,发挥缺血预处理保护作用,而该通道的抑制剂可以阻断缺血预处理的心肌保护作用。机制可能是线粒体 ATP 敏感钾通道存在于线粒体内膜,mK$_{ATP}$通道开放调节钾离子活动,维持线粒体容积,减少缺血期细胞钙超载和再灌注期活性氧的大量生成,从而发挥 IRI 保护作用。应用 mK_{ATP} 通道开放剂二氮嗪也可以增加 GSK-3β 磷酸化,减轻细胞损伤,减轻 IRI。环孢素 A(Cyclosporin A,CsA)是目前发现的抑制 MPTP 开放的最强有力的抑制剂,能通过特异性地与 MPTP 上的 CyP-D 结合而抑制 MPTP 的开放,增加 GSK-3β 磷酸化,抑制细胞凋亡。目前认为抑制 MPTP 的开放是预防和治疗缺血再灌注损伤有效的干预手段之一。

5 GSK-3β 对肝缺血再灌注损伤的保护机制

5.1 GSK-3β 磷酸化作用于 NF-κB 信号通路减轻肝 IRI Hoeflich 等[31] 于 2000 年在 Nature 上首次报道了 GSK-3β 在成纤维细胞中对 NF-κB 的正性调节作用,证明了 GSK-3β 对 NF-κB 通路具有调控作用。NF-κB 属于 NF-κB/Rel 蛋白家族,普遍存在于真核细胞中,因最先被发现于 B 细胞免疫球蛋白 κ 轻链转录调控而得名,具有转录因子的功能,可以调节关键通路中一些基因的转录。参与多种生物学反应,尤其在炎症反应、细胞凋亡、免疫反应中发挥至关重要的作用。研究发现 GSK-3β 参与了信号通路 TNF-α、NF-κB 的调节,GSK-3β 可通过调节 NF-κB 核转位及亚基 p65 磷酸化而影响核因子的活性[7],通过 GSK-3β Ser[9]磷酸化导致 NF-κB 的活性降低,减轻肝 IRI,保护肝组织。研究还表明[8,10]GSK-3β 基因敲除小鼠出现了严重的炎症反应缺陷和肝细胞发育障碍,最终其胚胎期死于大量肝细胞凋亡,与肿瘤坏死因子受体(tumor necrosis factor receptor,TNFR)基因敲除或 NF-κB 的 p65 亚基敲除小鼠表型类似;同时该基因敲除小鼠的胚胎成纤维细胞(mouse embryonic fibroblasts,MEF)亦对 TNF-α、LPS 等多种炎症因子有严重的反应缺陷。目前认为,GSK-3β 处于核因子的上游,影响 NF-κB 的基因转录。它可磷酸化 p65 羟基末端而增强 NF-κB 的活性。GSK-3β 的存在是激活核因子的必要条件,GSK-3β 缺失将导致 NF-κB 的活性降低,机体无法产生大规模的炎性反应。GSK-3β 抑制剂能通过调控 NF-κB 信号,从而减轻炎症反应。

5.2 GSK-3β 磷酸化降低细胞凋亡减轻肝 IRI 细胞凋亡是在一定的病理和生理情况下,机体为了维护自身内环境的稳定,通过酶促反应及基因调控而进行的细胞程序化死亡过程。最近的研究表明,细胞凋亡是缺血再灌注损伤引起肝细胞和肝窦血管内皮细胞死亡过程的中心机制。引起凋亡的关键是缺血再灌注造成线粒体氧化磷酸化功能受损和线粒体膜通透性转换孔(mitochondrial permeability transition pore,MPTP)的开放,导致线粒体膜电位消失,氧化呼吸链断裂、ATP 衰竭,凋亡诱导因子的释放[14]。GSK-3β 可以在多种条件下引起细胞凋亡,包括 DNA 损伤、缺氧、内质网应激和亨廷顿病等[32]。细胞水平的研究表明,抑制 GSK-3β 的活性可以减弱细胞凋亡。既往研究表明 GSK-3β 能通过抑制促存活转录因子(如 CREB、热休克因子-1)和促凋亡转录因子如 p53 来促进凋亡。D. R. Cui[10] 表明,丙泊酚预处理可以通过使 GSK-3β Ser[9] 磷酸化抑制 GSK-3β 信号通路,作用于 NF-κB/p53,从而抑制 Caspase-3、Bax 表达,增加 Bcl_2 的释放而抑制细胞凋亡。研究还发现 GSK-3β 与线粒体凋亡信号有关,抑制 GSK-3β 可以抑制线粒体膜通透性转化孔的开放,抑制细胞色素 C 的释放和 Caspase-3,抑制凋亡过程的启动,因而抑制细胞凋亡[7],减轻肝 IRI。

　　TDZD-8 是 GSK-3β 的非 ATP 竞争小分子抑制剂,特异性抑制 GSK-3β,目前常用于阿尔茨海默病、细胞凋亡、神经细胞再生及缺血再灌注损伤等的研究[33]。研究表明[34]TDZD-8

可以促进 GSK-3β 的 Ser^9 位点磷酸化进而抑制 GSK-3β 的活性,引发一系列连锁反应。抑制 IκB-α 的降解而抑制 p65 磷酸化,发挥抑制 NF-κB 的活性功能,进而抑制炎性因子的释放而控制炎症反应,减轻 IRI。Massimo 等[35]的实验发现,TDZD-8 通过使 GSK-3β Ser^9 位点磷酸化来降低 GSK-3β 的活化,抑制 NF-κB 的 p65 核转位,并下调再灌注诱导的蛋白激酶 JNK、p38MAPK 的活性,减弱炎症反应及细胞凋亡,减轻脑缺血再灌注损伤。Gao[36]的研究指出,TDZD-8 可使 GSK-3βSer^9 位点磷酸化,抑制 GSK-3β 活性,并通过抑制 NF-κB p65 和 p38MAPK 通路的活性,减少促炎症因子的释放,降低机体炎症反应而发挥抗炎作用,抑制肝细胞凋亡,对肝 IRI 起保护作用。

5.3 GSK-3β 磷酸化可作用于 Wnt 信号通路减轻肝 IRI 凋亡是肝缺血再灌注引起细胞死亡的主要机制,减轻肝细胞凋亡,增加肝细胞增殖也是肝 IRI 保护的机制之一。而 Wnt 信号通路与肝细胞增殖的发生密切相关。有研究表明[37,38],GSK-3β 的抑制剂 SB216763 能增加磷酸化的 GSK-3β 水平,抑制 GSK-3β 活性,引起 β-catenin 在肝细胞胞浆聚集,增加 Bcl$_2$、c-Myc、survivin、cyclinD1、VEGF 的表达,增加肝细胞增殖,改善肝脏微循环,减轻肝细胞凋亡,对肝 IRI 起保护作用。研究还表明 Akt 磷酸化后使 GSK-3β 失活,导致 β-catenin 降解减少,在细胞质中聚集的 β-catenin 进入细胞核,加速转录过程并上调 c-Myc、c-Jun、cyclinD1 的表达,促进肝细胞增殖,表明 Akt 是 GSK-3β 的上游基因,作用于 GSK-3β,调控 β-catenin 的表达。Mahesh 等[39]的研究表明,余甘子预处理可以使 Akt 和 GSK-3β 磷酸化,增加 β-catenin 的核转录,降低 Caspase-3,增加 eNO 磷酸化,上调抗凋亡基因 Bcl$_2$ 的表达,对 IRI 起保护作用。

5.4 GSK-3β 磷酸化作用于 MPTP 减轻肝 IRI 线粒体膜通透性转换孔是位于线粒体上的由多种蛋白构成的非特异性电压依赖性的复合物通道。在正常情况下,为维持线粒体膜电位和 Ca^{2+} 的平衡,MPTP 呈间歇性开放。在无机磷酸盐、Ca^{2+}、pH 值升高、过氧化物等刺激时都可以使 MPTP 开放,引发 MPT 作用。MPTP 的持续开放使大于 1500 分子量的分子非选择性地通过线粒体内膜,导致线粒体膜去极化,膜电位下降,氧化磷酸化作用解偶联,ATP 合成障碍,线粒体肿胀,释放细胞色素 C 和凋亡诱导因子(AIF),最终导致细胞死亡[40,41]。研究认为 ANT 通过线粒体能量代谢来调节 MPTP 的开放,线粒体氧化磷酸化功能受损导致 MPTP 的开放,使线粒体膜电位消失,氧化呼吸链断裂、ATP 衰竭,凋亡诱导因子的释放是导致缺血再灌注损伤的主要原因。如何有效保护线粒体功能是减轻肝缺血再灌注损伤的关键。Park 等[40]的研究表明缺血再灌注损伤中 GSK-3β 信号通路参与了对 MPTP 的调控,机理可能是通过磷酸化的 GSK-3βSer^9 和线粒体上 ANT 相结合,抑制 MPTP 的开放,减少细胞色素 C 的释放,减轻细胞凋亡,减轻缺血再灌注损伤。研究表明 GSK-3β 上游基因 Akt 磷酸化使 GSK-3βSer^9 磷酸化,并和 ANT 结合,抑制 MPTP 开放,抑制细胞色素 C 的释放,抑制 Caspase-3,减轻细胞凋亡。应用 GSK-3β 抑制剂 TDZD-8 能通过 GSK-3βSer^9 磷酸化而抑制 MPTP 开放,减少细胞色素 C 的释放,降低 Bax、增加 Bcl$_2$,减轻肝细胞凋亡,对肝 IRI 起保护作用[7]。研究亦显示缺血预处理和后处理可通过 Akt/GSK-3β 信号通路抑制 MPTP 的开放,对肝 IRI 起到保护作用[9,30]。

6 展望

近年来研究表明自噬和肝 IRI 密切相关[42-44]，自噬在肝脏的生理和病理过程中发挥着重要作用。肝 I/R 时自噬是一种双刃剑，缺血再灌注早期，启动细胞内的自噬通路，对机体是一种保护机制；缺血再灌注后期，过度的自噬导致细胞的自我消化和细胞死亡即程序性死亡（自噬性死亡）途径[45]。自噬是细胞对肝 I/R 的适应性反应。Shinwon Ha 等[46]的研究表明 GSK-3β 是自噬的关键调节器，它的缺失，在多个组织器官包括肝中加速细胞衰老和死亡。提示 GSK-3β 与自噬性细胞死亡相关。研究还表明，端粒和器官 IRI 有密切的联系，端粒在 I/R 后细胞的死亡中发挥了重要的作用[47-48]。端粒酶激活能抑制自噬性细胞死亡，减轻 IRI，保护肝组织。这些研究虽然表明端粒和自噬可以决定细胞的生存与死亡，与肝 IRI 相关。GSK-3β 磷酸化是肝 IRI 保护效应的，端粒和自噬性细胞死亡是否均与 GSK-3β 相关，影响肝 IRI 的转归？其启动因素、相互作用机制和效应分子仍不清楚，仍需要我们进一步深入研究。

参 考 文 献

［1］Jennings ER，Hindmarsh C. Hemagglutination test for hepatitis with special reference to nonspecific reactions［J］. J IabClin Med，1960，55（2）：519-521.

［2］BinLiu，Jian-Min Qian. Cytoprotective role of heme oxygenase-1 in liver ischemia reperfusion injury［J］. Int J ClinExp Med，2015，8（11）：19867-19873.

［3］Araní Casillas-Ramírez 1，Ismail Ben Mosbah1，Fernando Ramalho，et al. Past and future approaches to ischemia-reperfusion lesion associated with liver transplantation. Life Sciences，2006，79（2）：1881-1894.

［4］R. J. Atkins，S. S. Stylli，R. B. Luwor，A. H. Kaye，et，al. Glycogensynthase kinase-3β（GSK-3β）and its dysregulation in glioblastomamultiforme. Journal of Clinical Neuroscience［J］，2013，20（10）：1185-1192.

［5］Jope RS，Yuskaitis CJ，Beurel E. Glycogen synthase kinase-3β（GSK3β）：inflammation，diseases，and therapeutics. Neurochem Res，2007，32（4）：577-595.

［6］Hu S，Begum AN，Jones MR，et al. GSK3βinhibitors show benefits in an Alzheimer's disease（AD）model of neurodegeneration but adverse effects in control animals. Neurobiol Dis，2009，33（6）：193-199.

［7］Ge Zhao，MD，Hongwei Ma，MD，XinShen，MD，et al. Role of glycogen synthase kinase 3β in protective effect of propofol against hepatic ischemia reperfusion injury［J］. Journal of surgical research，2013，185（3）：388-398.

［8］Yongxiang Xia，JianhuaRao，AihuaYao，et al. Lithium exacerbates hepatic ischemia/reperfusion injury by inhibiting GSK-3β/NF-κB-mediated protective signaling in mice［J］. European Journal of Pharmacology，2012，697（5）：117-125.

［9］Wu QL，Shen T，Ma H，Wang JK. Sufentanilpostconditioning protects the myocardium from ischemia-reperfusion via PI3K/Akt-GSK-3beta pathway［J］. J SurgRes，2012，178（5）：563-567.

［10］D. R. Cui，L. Wang，W. Jiang，et al. Propofol prevents cerebral ischemia-triggered autophagy activation and cell death in the rat hippocampus through the NF-κB/p53 signaling pathway［J］. Neuroscience，2013，246（5）：117-132.

［11］Forde JE，Dale TC，Glycogen synthase kinase-3β：a key regulator of cellular fate［J］. Cell Mol Life Sci，2007，

64（15）：1930-1944.

［12］ HyoJeong Kim，Yeonsoo Joe，Jin Sun Kong，Sun-Oh Jeong，et al. Carbon Monoxide Protects against Hepatic Ischemia/Reperfusion Injury via ROS-Dependent Akt Signalingand Inhibition of Glycogen Synthase Kinase 3β［J］. Oxidative Medicine and Cellular Longevity，2013，1155（10）：1-11.

［13］ Jellestad L，Fink T，Pradarutti S，Kubulus D，et，al. Inhibition of glycogen synthase kinase（GSK）-3βimproves livermicrocirculation and hepatocellular function after hemorrhagic shock［J］. Eur J Pharmacol，2014，724（9）：175-184.

［14］ Xi J TW，Zhang L，Jin Y，Xu Z. Morphine prevents the mitochondrial permeability transition pore opening through NO/cGMP/PKG/Zn^{2+}/GSK-3beta signal pathway in cardiomyocytes［J］. Am J Physiol Heart Circ Physiol，2009，298（2）：601-607.

［15］ Fang F，Li D，Pan H，et al. Luteolin inhibits apoptosis and improves cardiomyocyte contractile function through the PI3K/Akt pathway in simulated ischemia/reperfusion［J］. Pharmacology，2011，88（3）：149-158.

［16］ Qingqing Zhang，Hailong Fu，Hao Zhang，FengyingXu，et al. Hydrogen Sulfide Preconditioning Protects Rat Liveragainst Ischemia/Reperfusion Injury by Activating Akt/GSK-3β Signaling and Inhibiting Mitochondrial Permeability Transition［J］. PLOS ONE，2013，8（9）：1-12.

［17］ Hausenloy DJ，Tsang A，Yellon DM. The reperfusion injury salvage kinase pathway：a common target for both ischemic preconditioningand postconditioning［J］. Trends Cardiovasc Med，2005，15（2）：69-75.

［18］ 张慧，姜咏梅，尹琳. PI3K/AKT/GSK-3β 信号在脑缺血预处理中的作用及对海马细胞凋亡的影响. 华中科技大学学报，2011，40（4）：408-412.

［19］ Thomas CJ，Nq DC，Patsikatheodorou N，et al. Cardioprotection from ischaemia-reperfusion injury by a novel flavonol that reduces activation of p38MAPK［J］. Eur J Pharmacol，2011；658（2）：160-167.

［20］ Li Q，Han LP，Li ZH，et al. Salvianolic acid B alleviate the disruption of blood-brain barrier in rats after cerebral ischemiareperfusion by inhibiting MAPK pathway［J］. YaoXueXueBao，2010，45（12）：1485-1490.

［21］ JialinDuan，Ying Yin，Jia Cui，Jiajia Yan，et al. ChikusetsuSaponin Ⅳa Ameliorates Cerebral Ischemia Reperfusion Injury in Diabetic Mice via Adiponectin-MediatedAMPK/GSK-3β Pathway In Vivo and In Vitro［J］. MolNeurobiol，2016，53（1）：728-743.

［22］ 赵鸽，陈正春，申新，等. 瑞芬太尼预处理对大鼠肝脏缺血再灌注损伤的影响及机制. 南方医科大学学报. 2011，31（12）：2016-2020.

［23］ Sun Don Kim，Sung-Il Yang，Hyoung-Chun Kim，et al. Inhibition of GSK-3β mediates expression of MMP-9 through ERK1/2 activation and translocation of NF-κB in rat primary astrocyte［J］. Brain research，2007，1186（11）：12-20.

［24］ Yong-Man Zhu，Can-Can Wang，Long Chen，et al. Both PI3K/Akt and ERK1/2 pathways participate in the protection by dexmedetomidine against transient focal cerebral ischemia/reperfusion injury in rats［J］. Brain research，2013，1494（8）：1-8.

［25］ Noma. A. ATP-rugulated K^+ channels in cardiac muscle［J］. Nature，1983，305（5930）：147-149.

［26］ Kroemer G，Galuzzi L，Brenner C. Mitochondrial membranepermeabilization in cell death. Physiol Rev，2007，87（5）：99-163.

［27］ Kuno A，Critz SD，Cui L，Solodushko V，Yang XM，Krahn T，et al. Protein kinase C protects preconditioned rabbit hearts byincreasing sensitivity of adenosine A2b-dependent signalingduring early reperfusion［J］. J Mol Cell Cardiol，2007，43（8）：262-271.

［28］ Matsumoto T，Miura T，Miki T，Genda S，Shimamoto K. Blockade of the Na^+-Ca^{2+} exchanger is more efficient thanblockade of the Na$^+$-H$^+$exchanger for protection of themyocardium from lethal reperfusion injury[J]. Cardiovasc DrugsTher,2002,16(3):295-301.

[29] Yoshiaki Terashima,Tatsuya Sato,Toshiyuki Yano,et al. Roles of phosphorGSK-3β in myocardial protection afforded by activation of the mitochondrial KATP channel[J]. Journal of Molecular and Cellular Cardiology, 2010,49(9):762-770.

[30] Tetsuji Miura,Masaya Tanno. Mitochondria and GSK-3β in CardioprotectionAgainst Ischemia/Reperfusion Injury. Cardiovasc Drugs Ther,2010,24(10):255-263.

[31] Hoeflich KP,Luo J,Rubie EA,et al. Requirement for glycogen synthasekinase-3β in cell survival and NF-κB activation[J]. Nature,2000,406(6791):86-90.

[32] M Neumann,S Klar,A Wilisch-Neumann,et al. Glycogen synthase kinase-3β is a crucial mediator of signal-induced RelB degradation. Oncogene,2011,30(7):2485- 2492.

[33] Ana Martinez,Mercedes Alonso,Ana Castro,et al. First Non-ATP competitive glycogen synthase kinase 3β (GSK-3β)inhibitors:Thiadiazolidinones(TDZD)as potential drugs for the treatment of Alzheimer's Disease. J Med Chem,2002,45(3):1292 -1299.

[34] HaoBao,Yan Ge,ShougangZhuang,et al. Inhibition of glycogen synthase kinase 3β prevents NSAID-induced acute kidney injury[J]. Kidney Int,2012,81(7):662 -673.

[35] Massimo Collino,Christoph Thiemermann,Raffaella Mastrocola,et al. Treatment with the glycogen synthase kinase-3β inhibitor,TDZD-8,affects transient cerebral ischemia/reperfusion injury in the rat hippocampus [J]. Shock,2008,30(12):299-307.

[36] Hao-Kao Gao,Zhong Yin,Ning Zhou,et al. Glycogen Synthase Kinase3 Inhibition Protects the Heart From Acute Ischemia-Reperfusion Injury Via Inhibition of Inflammation and Apoptosis[J]. J Cardiovasc Pharmacol, 2008,52(9):286-292.

[37] Yong-Xiang Xia,Ling Lu,Zheng-Shan Wu,Li-Yong Pu,et al. Inhibition of GSK-3β ameliorates hepatic ischemia-reperfusion injury through GSK-3β/β-catenin signaling pathway in mice[J]. Hepatobiliary Pancreat Dis,2012,11(3):278-284.

[38] Yichao Yan,Guangying Li,XiaofengTian,et al. Ischemic preconditioning increases GSK-3β/β-catenin level-sand ameliorates liver ischemia/reperfusion injury in rats[J]. International Journal of Molecular Medicine, 2015,35(6):1625-1632.

[39] Mahesh Thirunavukkarasu,Vaithinathan Selvaraju,Leonidas Tapias,et al. Protective effects of Phyllanthusemblica against myocardialischemia-reperfusion injury:the role of PI3-kinase/glycogensynthase kinase 3β/β-catenin pathway. J PhysiolBiochem,2015,71(9):623-633.

[40] Park SS,Zhao H,Mueller RA,Xu Z. Bradykinin prevents reperfusion injury by targeting mitochondrial permeability transition pore through glycogen synthase kinase 3beta[J]. J Mol Cell Cardiol,2006,40(5): 708-716.

[41] D. J. Hausenloy,M. R. Duchen,D. M. Yellon. Inhibiting mitochondrial permeability transition pore opening at reperfusion protects against ischaemia-reperfusion injury,Cardiovasc. Res,2003,60(7):617-625.

[42] Nari Yun,Hong-Ik Cho,Sun-Mee Lee. Impaired autophagy contributes to hepatocellular damage during ischemia/reperfusion:Heme oxygenase-1 as a possible regulator. Free Radical Biology and Medicine,2014,68 (2):168-177.

[43] Michael J. Glade Ph. D. ,Michael M. Meguid M. D. ,Ph. D. A glance at telomeres,oxidative stress,antioxidants,and biological aging. Nutrition,2015,31(11):1447-1451.

［44］ Kazuhiko Nishida, Kinya Otsu. Autophagy during cardiac remodeling, Journal of Molecular and Cellular Cardiology, 2015, (Epub ahead of print).

［45］ David A. Gewirtz. Autophagy and senescence. Autophagy, 2013, 9(5):808-812.

［46］ Shinwon Ha, Hye Young Ryu, Kyung Min Chung, Seung-HoonBaek, Eun-K young Kim, and Seong-Woon Yu. Regulation of autophagic cell death by glycogen synthase kinase-3β in adult hippocampal neural stem cells following insulin withdrawal. Molecular Brain, 2015, 8(3):2-12.

［47］ Lu W, Zhang Y, Liu D, et al. Telomeres-structure, function, and regulation. Exp Cell Res, 2013, 319(2): 133-141.

［48］ 靳斌, 王伟, 刘泽阳, 李广振, 杜刚. 外源 hTERT 基因转染对老年大鼠供肝缺血再注损伤的防护作用. Journal of Shandong University, 2013, 51(8):13-16.

16 常用疼痛动物模型研究进展

1. 南京中医药大学附属徐州市中医院麻醉科 221002
2. 徐州医科大学附属医院麻醉科 221002
3. 徐州市中心医院疼痛科 221002
宋苏沛[1]，刘鹤[2]，王立伟[3]

作者简介

宋苏沛，男，住院医师，硕士，研究方向：麻醉与镇痛的基础与临床，E-mail：
lacycpb@ yeah. net。

王立伟(通讯作者)，男，主任医师，硕士生导师，中国药理学会麻醉药理学专业
委员会委员、江苏省中西医学会麻醉学会委员，江苏省疼痛学会委员，承担市
厅级课题 4 项，获科技成果 2 项，国家专利 2 项，市级新技术引进奖 5 项。研
究方向：全身麻醉原理，疼痛信号转导及调控。

摘要 **背景** 疼痛是麻醉学的重要组成部分，疼痛动物模型对于麻醉学尤其是
镇痛药物的基础研究极为重要。目前，疼痛动物模型主要包括炎性痛、神经
病理性疼痛、骨癌痛、内脏痛和切口痛等模型，但常用的疼痛模型缺少统一的
叙述。**目的** 本文通过查阅分析国内外关于疼痛模型的文献，筛选较为常用
的各种疼痛模型进行简述。**内容** 选择常用的疼痛模型，总结其基本原理、
造模方法、结果判定、注意事项以及模型评价等。**趋向** 疼痛研究的模型较
多，随着疼痛学基础研究的不断深入，新的疼痛模型有可能不断出现，疼痛的
机制也将逐渐被阐明。

1 炎性痛模型

根据疼痛的持续时间，炎性痛模型包括急性、亚急性和慢性炎性痛模型。急性炎性痛模
型主要有福尔马林模型、扭体实验模型、辣椒素致痛；亚急性炎性痛模型主要有角叉菜胶炎

症模型;慢性炎性痛模型主要是以弗氏佐剂作为炎性致痛物质制作关节炎性痛,包括多发性关节炎模型、单发性关节周围炎模型和局限性单发性关节腔炎模型。目前较为常用的炎性痛模型的是福尔马林模型和单发性关节周围炎模型。

1.1 福尔马林模型[1] 福尔马林炎性痛模型的基本原理是化学伤害性刺激引起的急性炎性疼痛,注射后可引起明显的注射部位炎性表现,产生局部疼痛。实验动物一般选择大鼠或小鼠。其操作方法如下主要为,实验动物常规麻醉后,暴露下肢足底,拇指与食指捏住后足,用带有不锈钢针头的微量注射器在足底从远心端向近心端在皮下进针,进针角度约20°,破皮后针尖上翘,紧贴表皮内层走行,进入约0.5cm后,缓慢注入适量福尔马林(一般情况下,成年大鼠约50μl,小鼠20~25μl),以注射后出现透亮囊泡提示注射成功,留针15秒后退针,并且轻轻按压注射部位10秒。造模成功后,实验动物表现为安静时屈腿和运动时的跛行、舔足等,可产生双相痛行为反应。第一相为急性疼痛期,反应持续约0~15分钟,0~5分钟痛行为反应达高峰,5~15分钟明显减弱,主要是由于其直接刺激了伤害性感受器引发了C类纤维的兴奋,并由此触发了中枢敏感化。第二相反应为强直期,从15分钟持续至80分钟,主要依赖于外周炎症的发展及中枢神经系统参与。根据上述疼痛行为表现和时相有观察累积舔足时间:每隔5分钟记录一次舔足分钟数(即总舔足时间),连续记录80分钟,将0~15分钟(第一相)和15~80分钟(第二相)内舔足时间累积并进行统计分析。福尔马林模型动物疼痛的程度与注射的福尔马林浓度成正比,选择合适浓度的福尔马林溶液进行实验极为重要,目前的研究认为1.5%的福尔马林剂量较为合适。周围环境对第一相行为反应没有影响,对第二相行为反应影响很大,故维持环境温度在22~23℃以上。该模型易于操作,可重复性强,属于急性炎性痛模型,但相比其他模型,持续时间较短。

1.2 单发性关节周围炎模型[2] 该模型多选用完全弗氏佐剂对实验动物进行足底注射。完全弗氏佐剂是强效的致炎剂,注射后可引起显著且持久的局部炎性痛,表现为红、肿、热、痛等基本的炎症反应特征,因此常被用于制作各种慢性炎症痛模型。该模型多选择大鼠。其操作方法可参考福尔马林模型方法,注射剂量约为0.1ml。常用的判定方法主要为机械缩足阈值检测[3]和热缩足反应潜伏期[4]。前者用Electron Von Fery纤维细丝测定实验动物的机械缩足阈值。将实验动物置于透明的有机玻璃箱中,底为铁丝网,待实验动物在有机玻璃箱中适应30分钟后,Electron Von Frey Rigid tip垂直正确安置在测定架上,空载条件下调零。测定:刺激实验动物足底,即时读数至抬腿或主动缩足,观察最大折力数据(用g表示),以此作为机械刺激疼痛敏感指标之一。每组动物每个时间点连续测5次取平均值。后者进行检测时,提前对待测实验动物禁饮禁食,将实验动物置入洁净的有机玻璃箱中置于3mm厚的玻璃板上适应1小时,室温恒定为23℃±2℃。待实验动物安静后,用热辐射刺激仪照射实验动物后足底,照射开始至实验动物出现抬腿回避或舔足的时间为热缩足反射潜伏期。热刺激强度调节至基础值为12~15秒,并且在整个实验过程中维持一致,自动切断时间为20秒,以免造成热辐射损伤。为避免或减少前一次刺激对随后刺激效应造成的影响,同一部位刺激的间隔时间为5分钟,连续测定5次,取平均值。模型制作过程中,注射部位应为皮下注射,注射后在注射部位按摩几分钟以促进药物扩散。弗氏佐剂注射1天后,注射的足底即出现明显的红肿,实验动物表现出运动障碍。该模型可重复性强,但其持续时间较短,约1~3周,且机械痛和热痛敏不易引出。因此,该模型多用于慢性炎性痛的研究。

2 慢性神经病理性疼痛模型

慢性神经病理性疼痛模型主要分为中枢痛模型和周围神经病理性疼痛模型,中枢痛模型主要包括脊髓撞击模型、光化学所致脊髓损伤模型、兴奋性毒性脊髓损伤模型等,周围神经病理性疼痛模型主要有坐骨神经慢性结扎损伤模型(chronic constriction injury model, CCI),脊神经选择结扎模型(spinal nerve ligation model, SNL),坐骨神经部分损伤模型(partial sciatic nerve ligation model, PSL),坐骨神经分支损伤模型(spared nerve injury model, SNI),背根节慢性压迫实验模型(chronic compression injury of dorsal root ganglion model, CCD),此外还包括带状疱疹后遗神经痛、糖尿病性神经痛模型、三叉神经痛模型等。目前使用较多的为CCI、SNL、PSL和SNI模型。

2.1 坐骨神经慢性结扎损伤模型[5] 该模型导致结扎的坐骨神经水肿,结扎线压迫肿胀的坐骨神经形成慢性束缚性损伤,术后2周,结扎远端的有髓神经纤维几乎丧失,只保留部分无髓神经纤维。也有人认为该模型的神经损伤在一定程度上是由于结扎线所含的化学物质毒性作用所致[6]。该模型多选用大鼠或小鼠。操作方法主要为实验动物麻醉后常规备皮,消毒,于一侧大腿中部股骨外缘凹陷处切开皮肤,钝性分离肌肉,暴露实验动物一侧坐骨神经干中上段,在坐骨神经分叉处用浸泡于灭菌生理盐水中30分钟的4-0号丝线环绕神经结扎(大鼠结扎4道,小鼠3道),间距1mm。打结时,匀速拉紧线结,至线结恰好贴近神经干两侧,单结固定,结扎不宜过紧,结扎强度以引起小腿肌肉轻度颤动反应为宜,避免抽紧后续结扎时对第1结松紧产生影响。逐层缝合切口,术后根据情况用碘伏擦拭伤口,并用抗生素处理。CCI模型判定方法可参考单发性关节周围炎模型判定方法。结扎坐骨神经时,松紧度以在40倍放大镜下观察有形变但不影响神经被摸表面的血液流通为宜,结扎强度以引起小腿肌肉轻度颤动反应为宜[7]。CCI术后两周内实验动物出现自发痛,表现为抬起损伤后足、舔足、甩足等,热痛敏、机械痛和冷痛敏,但无伤肢自食现象,在10~14天达到高峰,在术后130天,所有痛行为持续存在,但其敏感程度较前下降。但是,结扎线的松紧度取决于术者的操作,由此导致的神经纤维的损伤数目和类型常难以控制,因此,痛行为的表现与术者的熟练程度有很大关系。

2.2 脊神经选择结扎模型[8] SNL模型基本原理为脊神经被结扎后,其支配区域的有髓神经纤维和无髓神经纤维均坏死,产生神经病理性疼痛。SNL模型多选择L_5脊神经结扎。实验动物常规麻醉后,俯卧位,腹部垫一软垫以充分暴露腰椎间隙。备皮,消毒,铺无菌巾单。自背部L_5棘突水平纵行切开皮肤,依次分离组织,暴露右侧L_5横突。剪去L_5部分横突,显露L_5脊神经后,用5-0丝线紧紧将其结扎。结扎完用生理盐水清洗伤口后,分层缝合伤口,消毒,抗生素预防术后感染。其结果判定方法可参考单发性关节周围炎模型判定方法。在暴露脊神经的过程中,尤其是剪去部分棘突时容易出血,分离要结扎的脊神经时,切忌损伤相邻的脊神经(尤其是L_4脊神经),否则容易引起运动功能障碍。SNL模型可以模拟人类皮肤灼烧样疼痛。脊神经结扎后,机械性痛觉过敏和热痛觉过敏在术后1天内出现,并至少持续4个月。该模型结扎部位和结扎强度的变异性较小,可控性强,并且能够将脊髓的损伤节段和未损伤节段完全分开。但是,制作该模型时,手术操作较为复杂,创伤相对较大,容易感染,动物有时会出现自食现象。

2.3 坐骨神经部分损伤模型[9] PSL模型模拟临床上外周神经损伤后引起的灼烧痛,紧紧结扎部分坐骨神经,使这一水平支配外周区域的神经纤维坏死。该模型多选用大鼠。大鼠麻醉后常规备皮,消毒。将大鼠固定在加热垫上,腹部朝下,后肢分开。沿脊柱触摸下去定位坐骨神经凹。用手术刀做一平行于股骨长轴的皮肤切口,始于坐骨神经凹近端向远端延伸约2cm,使坐骨神经凹暴露在视野正中。夹住神经凹近端的肌肉,用钝头剪穿透肌肉(注意坐骨神经就在下方),沿股骨长轴方向分开剪的两臂。在股骨转子附近坐骨神经半腱肌分支处,分离坐骨神经背侧表面的结缔组织。用5号游丝镊夹住神经外膜以固定神经。用连有4-0浸泡过的铬肠缝线的眼科针从旁边穿入神经,大约缝住神经的1/3~1/2。紧紧结扎缝线,有效损伤所有被缝住的轴突,层层关闭伤口,缝合消毒。其结果判定可参考单发性关节周围炎模型判定方法。在固定神经时,既不能将其下压,也不能将其抬起,防止牵拉造成的神经损伤以致模型失败。该模型能够较好地模拟外周神经损伤后的灼烧痛。术后大鼠有抬足、舔足行为,但无自噬现象,伤侧后肢出现畸形。术后数小时,大鼠表现出机械痛敏和热痛敏,且持续7个月以上。部分大鼠未结扎的一侧后肢也能检测到痛觉超敏现象,即镜像痛。但PSL型在结扎水平支配的外周区域神经纤维在坐骨神经中的分布是随机的,因此该模型不会造成特定的神经损伤,神经损伤的类型和数量难以控制,因而重复性和定量分析较差。

2.4 坐骨神经分支损伤切断[10] 该模型的基本原理为胫神经和腓总神经离断后,受其支配区域敏感性增高,C纤维和Aβ纤维损伤引起脊髓背角结构重组以及脊髓背角抑制性中间神经元的缺失引起递质/受体表达的减少是引起疼痛的主要原因。该模型一般以大鼠作为实验对象。实验动物麻醉后常规备皮,消毒,于一侧大腿中部股骨外缘凹陷处切开皮肤,钝性分离肌肉,暴露坐骨神经主干及分支——胫神经、腓总神经和腓肠神经。分别双重结扎胫神经和腓总神经,在双重结扎中央切断,并分别去除末端2~4mm的神经干,术中避免直接接触或者牵拉腓肠神经,保持其完整性。术后分层缝合伤口,抗生素抗炎处理。

其结果判定方法主要有机械缩足阈值检测(详细方法见前述)。

此外,丙酮酸冷刺激足底也是较为常用的检测方法,该方法可引起大鼠抬足的维持时间延长。测试时将大鼠置于镂空的钢丝网上,将50μl丙酮滴于大鼠足底中央,记录滴丙酮后20秒内大鼠行为学反应,按下述4分制对行为反应进行评分:无反应(0分);迅速缩足、抖腿或跺脚(1分);持续缩足、抖腿或跺脚(2分);反复缩足、抖腿或跺脚伴直接舔足底(3分)。丙酮酸间隔应用3次,每次间隔5分钟,合计3次评分进行统计分析。造模过程中,在分离坐骨神经的3个分支时,切忌损伤或腓肠神经,结扎和离断胫神经和腓总神经时,避免过度的牵拉或离断腓肠神经。SNI动物术后患肢出现爪外翻现象,趾间距变小,无运动障碍。对机械性痛觉过敏异常明显,术后1天出现,并于术后2周达到高峰,持续6个月以上。该模型无热痛阈变化,但热刺激引起的缩足维持时间延长。此外,SNI模型神经损伤程度固定,可重复性好,可模拟临床神经病理性疼痛的多个特点。

3 癌性痛模型

癌性痛模型主要包括癌侵入性疼痛模型、皮下癌痛模型和骨癌痛模型,以骨癌痛模型最为常用。骨癌痛模型又包括小鼠股骨癌痛模型、小鼠跟骨癌痛模型和大鼠胫骨癌痛模型,其中应用最为广泛的为大鼠胫骨癌痛模型。

3.1 大鼠胫骨癌痛模型[11] 肿瘤源性分泌物诱发的伤害性信息传递、破骨细胞活化诱发的骨质溶解、神经系统敏化与重构、肿瘤导致的神经损伤、骨溶解与骨形成的失衡等是形成骨癌痛的主要原因[12]。骨癌痛模型多选用雌性大鼠在胫骨处穿刺钻孔注射 Walker 256 乳腺癌细胞。大鼠麻醉后,仰卧位,常规备皮,消毒,在胫骨中上 1/3 处,沿胫骨长轴将皮肤切开约 1cm,钝性分离肌肉,小心暴露胫骨,尽量减少血管和神经的损伤。先用 7#注射器针头在胫骨处穿刺钻孔,然后换用 25μl 微量注射器经小口进入骨髓腔,缓慢注入浓度为 $2\times10^7/$ml Walker 256 细胞悬液 5μl,注射完毕后留针约 1 分钟,然后拔出微量注射器,迅速用骨蜡封住针孔并涂抹玻璃离子体,待玻璃离子体干燥后,用无菌棉签蘸生理盐水清洗创口,皮肤缝合,在创口处涂抹适量红霉素软膏以防感染。术毕将实验动物放在热垫上直至自然恢复。该模型结果判定方法主要有机械缩足阈值检测和自发性疼痛评分。后者主要方法为自发性疼痛,通常在行走、站立或是坐位时因使用肢体活动而产生。参照文献,根据大鼠行走时肢体使用情况给予一定的评分即行走评分作为自发性疼痛评分。于安静环境中,室温 24℃±0.5℃,大鼠置于透明有机玻璃箱内,观察自由活动时后肢使用以及跛行程度,给予 0～4 级评分。按照下列标准进行评分:4 分,正常使用;3 分,有轻度跛行;2 分,跛行明显,有停步抬高患肢现象;1 分,部分不能使用患肢;0 分,完全不能使用患肢。在暴露胫骨过程中,尽量避免胫骨周围血管和神经的损伤。注射癌细胞时,确保癌细胞注入胫骨内,以免癌细胞注入其他组织内。该模型以接种乳腺癌细胞 7 天后大鼠出现明显的痛行为作为模型制备成功标志,而接种 1 天内出现肢体活动障碍则剔除。骨髓腔注入肿瘤细胞后 7 天,实验动物即表现出明显的持续性疼痛、活动性疼痛与触诱发痛,且逐渐加重,至 28 天疼痛最为剧烈,术侧后足外翻状,不负重,表现出蜷缩和抬高,随着骨质的破坏,出现病理性骨折。此外,与人类骨癌痛相同的是,动物骨癌痛模型也会有显著的骨质破坏和中枢神经递质的变化。但该模型造模时间较长。

4 内脏痛模型

内脏痛模型种类较多,主要有扭体实验模型、福尔马林乙状结肠痛模型、输尿管膀胱炎性痛模型、小肠扩张模型、结直肠扩张模型、生殖器官痛模型、输尿管结石痛模型等,目前使用较广泛的为结直肠扩张模型。

4.1 结直肠扩张模型[13] 该模型的基本原理为外周内脏器官、组织受到扩张的伤害性刺激时,内脏敏感性提高,细胞膜上离子通道和受体等激活,内脏神经将信号传递至背根神经节,继而传递至丘脑,引起中枢敏化。内脏痛模型中应用较多的为结直肠扩张(colorectal distension,CRD)模型,实验动物多选用大鼠。其方法主要是通过新生期反复结直肠扩张的方法制备功能性慢性内脏痛模型:新生大鼠出生后于第 8、10、12 天,每天上午固定时间给予两次结直肠扩张,两次时间间隔 30 分钟。结直肠扩张是将直径 3mm,长 20mm 的血管成形术导管从肛门插入至清醒新生大鼠的降结肠,用 0.3ml 水扩张产生 60mmHg 的压力在结肠内留置 1 分钟后,将其减压退出。于出生后第 8 周开始评估大鼠内脏痛觉敏感性。该模型的结果判定方法主要有两个。第一为腹壁撤退反射(abdominal withdrawal reflex,AWR)评分:大鼠出生后第 8 周,在实验前 18 小时禁食不禁水,常规麻醉后,将未充气的球囊涂石蜡油后插入结直肠内,将大鼠放置在 20cm×12cm×9cm 的有机玻璃箱内观察,约 30 分钟大鼠完全适应后开始实验。分别采用 10mmHg、20mmHg、40mmHg、60mmHg、80mmHg 5 个压力,每次扩张持续 20 秒,刺激间隔 4 分钟,取 3 次评分之均值。AWR 的评分标准为:0 分:无明显行为变化;1 分:大鼠身体不动或仅有简单的头部运动;2 分:腹部肌肉开始收缩;3 分:下腹壁抬离箱底或明显收缩变平;4 分:腹壁拱起或伴身体、骨盆拱起。AWR 方法测定痛阈:大鼠出生后第 9 周,球囊放置等过程同前,通过注射器持续、缓慢加压,每 10mmHg 为一压力梯度,每个压力停留 10 秒,间隔 4 分钟,以肉眼观察出现明显的下腹壁抬离箱底或明显收缩变平(AWR 3 分)时的最小压力值为痛阈。扩张压力范围在 10～80mmHg 之间;每只大鼠重复 3 次,取平均值。第二为腹外斜肌放电(Electromyography,EMG)幅度的测量:大鼠出生后第 10 周,前述方法置入球囊后,将大鼠固定于手术台上,使大鼠不发生自主活动,却有疼痛反应存在。将银丝双极电极插入腹股沟韧带上方、距中线 1.5cm 的一侧腹外斜肌上,待适应 15 分钟后,对清醒大鼠予以结直肠扩张,压力梯度分别为 10mmHg、20mmHg、40mmHg、60mmHg、80mmHg,每次加压 10 秒,刺激间隔 4 分钟。用 BL-420E+ 生物机能实验系统记录在不同压力的结直肠扩张刺激下大鼠腹外斜肌的放电幅度变化。记录参数设置:高频滤过 2KHz,时间常数 0.001s,采样频率为 40Hz,灵敏度 500μV,扫描速度 250ms/div。实验环境要求安静,保持相对湿度在 50%±10%,23℃±1℃。在模型制作过程中,初学者在操作时应注意避免对结直肠造成的直接伤害性刺激,并注意梯度式和渐进式。该模型对操作者的熟练程度要求较高,其行为学评分稳定性和重复性强,可用于清醒而活动未受限的动物,且特异性强。

5 切口痛模型[14]

术后切口损伤首先引起外周感受器敏感化,如传入纤维的敏感化,机械不敏感性传入纤维转变为机械敏感性纤维,炎症介质的作用和静息伤害性感受器的激活等,与此同时外周伤害性刺激的异常传入中枢敏感化。切口痛模型常选用大鼠。实验动物麻醉后,仰卧位,常规备皮,消毒下肢,铺洞巾,从足底近端 0.5cm 处向脚趾方向纵行切开皮肤、筋膜,深度约 1.0cm,用眼科镊提起趾肌,并在切口左右纵行切开,但未损伤其起止部位,动作轻柔以保证其起止附着点的完整,轻压止血后用 5-0 尼龙线缝合皮肤,局部给予抗生素预防感染。

该模型的结果判定方法参考单发性关节周围炎模型判定方法。

在制作过程中,应注意提起趾肌时,不能损伤其起止部位,保证附着点的完整性。该型制作简单,伤害直观,术后大鼠能表现出自发性疼痛、机械性痛觉过敏和热痛觉过敏,术后 0.5 小时手术侧后足表现明显的痛觉过敏,2 小时达到峰值,这种痛觉过敏可持续到术后 4～7 天。这些疼痛行为和持续时间与临床上手术和术后疼痛状态有相似之处。

参 考 文 献

[1] Dubuisson D,Dennis SG. The formalin test:a quantitative study of the analgesic effects of morphine,meperidine,and brain stem stimulation in rats and cats[J]. Pain,1977,4(2):161-174.

[2] Butler SH,Godefroy F,Besson JM,et al. A limited arthritic model for chronic pain studies in the rat[J]. Pain,1992,48(1):73-81.

[3] Chaplan SR,Bach FW,Pogrel JW,et al. Quantitantive assement of tactile allodynia in the rat paw[J]. J Neu-

rosci Methods,1994,53:55-63.

[4] Hargreaves K,Dubner R,Brown F,et al. A new and sensitive method for measuring thermal nociception in cutaneous hyperalgesia[J]. Pain,1988,32:77-88.

[5] Bennett GJ,Xie YK. A peripheral mononeuropathy in rat that produces disorders of pain sensation like those seen in man[J]. Pain,1988,33:87-107.

[6] Maves TJ,Penchman PS,Gebhart GF,et al. Possible chemical contribution from chromic gut sutures produces disorders of pain sensation like those seen in man[J]. Pain,1993,54(1):57-69.

[7] Nuytten D,Kupers R,Lamme S,et al. Further evidence for myelinated as well as unmyelinated fiber damage in a rat model of neuropathic pain[J]. Exp Brain Ras,1992,91(1):73-78.

[8] Kim,S. H. ,Chung J. M. An experimental model for peripheral neuropathy produced by segmental spinal nerve ligation in the rat[J]. Pain,1992,50(3):355-363.

[9] Hu SJ,Xing JL. An experiment model for chronic compression of dorsal root ganglion produced by intervertebral foramen stenosis in the rat[J]. Pain,1998,77(1):15-23.

[10] Seltzer Z,Dubner R,ShirY. A novel behavioral model of neuropathic pain disorders produced in rats by partial sciatic nerve injury[J]. Pain,1990,43:205-218.

[11] Medhurst SJ,Walker K,Bowes M,et al. A rat model of bone cancer pain[J]. Pain,2002,96(1-2):129-140.

[12] Luger NM,Sabino MA,Schwei MJ,et al. Efficacy of systemic morphine suggests a fundamental difference in the mechanisms that generate bone cancer VS inflammatory pain[J]. Pain,2002,99(3):397-406.

[13] Lin C,Al-Chaer ED. Differential effects of glutamate receptor antagonists on dorsal horn neurons responding to colorectal distension in a neonatal colon irritation rat model[J]. World journal of gastroenterology:WJG,2005,11(41):6495-502.

[14] Brennan TJ,Vandermeulen EP,Gebhart GF. Characterization of a rat model of incisional pain[J]. Pain,1996,64(3):493-501.

17 "中药麻醉" 的回顾与思考

徐州医科大学,徐州　江苏　221002

戴体俊

作者简介

戴体俊,二级教授。现为中国药理学会理事、中国药理学会麻醉药理学专业委员会主任委员、数学药理专业委员会常委、江苏省有突出贡献的中青年专家、国家食品药品监督管理总局药品审评专家、江苏省高等学校教学名师。从事麻醉药理学教学与研究三十余年,主编《麻醉药理学》等著作十余部,获国家级教学成果一等奖、二等奖各一项。主持国家自然科学基金项目 3 项,以第一完成人获省级科技进步奖 4 项,发表论文 400 余篇。

1　回顾

20 世纪 60 年代后期,全国掀起研究中医药的高潮。1970 年,徐州医学院(现徐州医科大学)附院麻醉科的王延涛医师及其夫人、护士辛治娟亲自口服中药,发明了"中药麻醉"。

1970 年,王延涛医师翻阅大量中医典籍,向中医、药工请教,经反复比较、研究,决定用洋金花做麻醉药。但给小鼠、兔、犬、羊等灌胃或注射均未见麻醉作用。王延涛医师并未气馁,虽明知此药毒性很大,为不让领导承担责任和家人担心,仍决定偷偷口服。7 月 1 日,他把洋金花、乌头、川芎、当归等共同碾末煎服,很快出现口干、眩晕、视力模糊,进而意识消失,9 个小时后才醒来却无明显不适。经领导批准后,决定给患者试用。

1970 年 7 月 8 日,王延涛医师为一位 32 岁女性做甲状腺次全切除手术,试用此汤剂口服,服药后 5 分钟,患者入睡后用推床送入手术室立即从静脉给注射冬眠合剂一号 2 毫升(含氯丙嗪 50mg、哌替啶 100mg、异丙嗪 50mg,是平常做麻醉的辅助用药)。事事顺利,麻醉成功。随后,又给多名患者麻醉也取得成功。医院药剂科做成了复方洋金花针剂,供肌肉和静脉注射。

随着"复方洋金花麻醉"的广泛应用,周恩来总理也知悉了。周总理生病发烧,正在打点滴,但仍然接见了王延涛。他握住王延涛的手说:"你们辛苦了! 中药麻醉嘛,这是件了不起的事,尽快向全国、全军推广,深入研究。"按照他的指示,"复方洋金花麻醉"的名称正式改为"中药麻醉"。

随后,徐州医学院集中了药理、生理、药剂科等有关人员对复方洋金花针剂进行研究,还邀请了中国科学院上海药物研究所金国章院士等合作。经进一步的研究发现中药麻醉的主要药物是洋金花,而洋金花总碱的主要有效成分是东莨菪碱。

上海制药厂生产出中麻 2 号还有拮抗洋金花的催醒剂——毒扁豆碱,并在徐州医学院附属医院试用成功。

辛治娟在王延涛第一次口服洋金花昏睡时精心护理、细致观察、记录、测量血压、心率、观察呼唤及针刺反应,很多数据成为中药麻醉的第一份人体原始记录。辛治娟还亲自口服闹羊花(羊踯躅),发现它毒性很大却不是麻醉药(图1)。

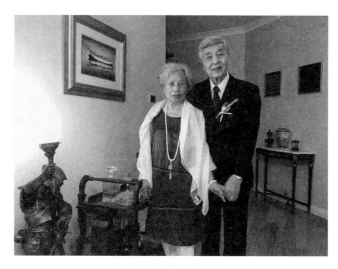

图1 王延涛、辛志娟夫妇

1971 年的夏天召开了全国第一届中药麻醉学习交流会,代表 200 余人。第二届中药麻醉经验交流会是 1973 年的夏秋之交召开的。卫生部领导建议:①办通讯情报,及时交流全国信息;②分片协作,进一步提高完善中药麻醉。

这两次会议极大地推动了"中药麻醉"在全国的应用和研究,两年时间全国共开展了 4 万余例中药麻醉手术,均肯定了中药麻醉的疗效,并发现中药麻醉有改善微循环、抗休克作用[1]。随后,办起了内部刊物《中麻通讯》,交流信息。此外,其他麻醉药物(如中药肌松药汉肌松、溴甲素、蛇足草等)也被研究、发掘出来[2]。

1978 年 3 月王延涛光荣地出席了"科学的春天"--第一届全国科学大会,他发明的中药麻醉获得了科技大会奖,受奖者集体:徐州医学院(图2)。

由于"中药麻醉"的主要有效成分是东莨菪碱,而东莨菪碱是胆碱受体阻断剂,不是真正的麻醉药,故麻醉效能不强,即使与氯丙嗪、哌替啶合用,也只能达到三期一级麻醉,加大东莨菪碱剂量,不仅不能加深麻醉,反而引起患者躁动、甚至惊厥。"中药麻醉"还有肌松不够、心率加快、渗血较多、苏醒缓慢、术后精神异常等缺点,再加上氟烷、普鲁卡因静脉复合麻醉、丙泊酚等的广泛应用,"中药麻醉"逐渐衰落,接近淘汰。

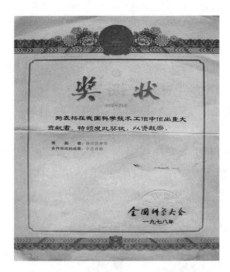

图 2　全国科技大会奖状

2　思考

"中药麻醉"出现在 1970 年,并非偶然。那时高校停止招生,大部分科研工作停顿,惟有防治慢性支气管炎、针刺麻醉等中医药科研可行。加上中苏关系紧张,乙醚(当时的主要全身麻醉药)供应不足,促进了王延涛老师研究"中药麻醉"。现在,麻醉学已有长足发展,麻醉药多种多样,手术的镇痛、肌松和安全问题已基本解决,还有必要继续进行"中药麻醉"研究吗? 答案是肯定的。

因为,尽管中药麻醉有一些缺点,但中药麻醉是安全、可靠的。随着科学的发展,中、西药麻醉都要不断完善。如中药麻醉加入镇痛作用更强的芬太尼类、肌松药、镇静催眠药、催醒药等,将更加完善。此外,如何从中草药中发现更多、更好的麻醉药、镇痛药、肌松药、镇静催眠药等,都呼唤我们继续努力。而且,麻醉学发展到今天,国外学者已开始推行"促进术后快速康复(enhanced recovery after surgery)"[3]和"快速康复外科(fast track surgery)"[4]等新型医学模式,国内麻醉学家也提出"围术期医学是麻醉学的发展方向"[5]。这些都需要中医药积极参与。我国学者倡导的"针药平衡麻醉"已取得初步成效[6],中药麻醉应迎头赶上。我们必须把继承创新贯穿中医药发展的一切工作,正确把握好继承和创新的关系,坚持和发扬中医药特色优势,坚持中医药原创思维,充分利用现代科学技术和方法,把中医药应用到术前、术中和术后的整个过程中,不断提高麻醉效果,减少不良反应、并发症和死亡率,促进术后快速康复。以此推动中医药理论与实践不断发展,推进中医药现代化,创建具有中国特色的现代化麻醉药理学。

参 考 文 献

[1] 新华社 1974.10.06 日讯. 我国应用中药进行全身麻醉获得成功《人民日报》,1974.10.08.
[2] 济南部队第 88 医院,上海医药工业研究院,上海中药制药一厂,等. 中药肌肉松弛剂"汉肌松"的研究

工作总结.中麻通讯,1974(专刊):1-25.

［3］ Gannesson M,Ani F,Mythen MM,et al. Aneasthesiology and perioperative medicine around the world:different names,same goals. Br J Anaesth,2015,114(1):8-9.

［4］ Kehlet H,Slim K. The future of fast-track surgery. Br J Surg,2012,99(8):1025-1026.

［5］ 刘杨,熊利泽.围术期医学是麻醉学的发展方向.中华麻醉学杂志,2016,36(1):3-4.

［6］ 王强 熊利泽.针药平衡麻醉:促进患者术后康复的新理念.中华麻醉学杂志,2015,35(1):6-11.

18 麻醉药理学简史初探

徐州医科大学,徐州 江苏 221002
戴体俊

作者简介

见前。

麻醉药理学(anesthetic pharmacology)是个年轻的学科,对其定义和历史还没有公认的、权威的看法。一般认为,麻醉药理学与神经药理学、心血管药理学等一样,是药理学的一个分支,是麻醉(相关)药物的药理学。以笔者的粗浅看法,麻醉药物中以兼具镇痛、肌松、催眠、遗忘、意识消失作用的吸入麻醉药最重要,应以乙醚、氟烷的临床应用为标志,粗略地把麻醉药理学的历史分为古代麻醉药理学、近代麻醉药理学和现代麻醉药理学三个阶段。本文旨在抛砖引玉,希望引起大家讨论,不断修改完善。

1 古代麻醉药理学(1846 年以前)

为了消除手术的剧烈疼痛,人们进行了长期、艰苦、大量的探索,使用了不少药物,如罂粟、曼陀罗、乌头、闹洋花、茉莉花根,曼德拉草(mandaragora)和乙醇等。这些药物多数具有镇痛、致幻作用,通常用酒浸泡或与酒同服,乙醇也起一定作用。也有人使用了其他方法,诸如:把患者打昏、灌醉、放血使人休克、冰冻肢体等等。显然,这些方法既不安全,麻醉效果也不可靠。

1.1 中国 我国有关麻醉的记载最早见于 2500 年前的春秋战国时期《列子·汤问篇》。"鲁公扈、赵齐婴二人有疾,扁鹊逐饮二人毒酒,迷死三日,剖胃探心。易而置之,投以神药,即悟如初,二人辞归。"文中"毒酒"成分虽未详述,但显然是麻醉剂;"神药"则为催醒(analeptic)药。

汉代名医华佗(约公元 200 年)施行手术和用"麻沸散"麻醉的记载与传说很多,据《后汉书·华佗列传》中记载:"疾发结于内,针药所不能及者,乃令先以酒服麻沸散,既醉无所觉,因刳破腹背,抽割积聚;若在肠胃,则断截湔洗,除去疾秽,既而缝合,敷以神膏,四、五日创(疮)愈,一月之间皆平复"。

惜其著作未能传世。

1.2 欧洲 西欧古代也曾用曼陀罗、曼德拉草和乙醇进行麻醉。而直到1846年乙醚麻醉的成功,才揭开近代麻醉学的序幕。

1.3 其他 俄国、中东、印度等也在外科手术中用草药、阿片、酒精和印度大麻等镇痛。

2 近代麻醉药理学(1846—1956)

2.1 乙醚应用于临床麻醉 现认为1846年乙醚麻醉的成功,是近代麻醉学的开始,也是近代麻醉药理学的开始。

1798年,英国化学家Humphry Davy(1778-1829)开始研究氧化亚氮(N_2O)的化学和药理。他自己吸入N_2O后牙痛消失,并发现N_2O可使人产生类似歇斯底里的现象,故取名"笑气"。他于1800年发表了研究成果,写到"术中吸入氧化亚氮能缓解疼痛,氧化亚氮可能用于外科手术而不引起出血"[1],建议将N_2O用于手术,但他不是麻醉科医生,当时并未引起人们的注意。

1844年10月10日晚,在纽约学过两年医学的业余化学家Gardner Quincy Colton(1814—1898)在哈佛大学演示了氧化亚氮,启发了牙科医生Horace Wells(1815—1848)萌生出用吸入麻醉拔牙的念头。第二天,根据Wells本人的建议,请Colton为他拔除他的一颗上臼齿。Wells用深呼吸吸入N_2O配合,仅有微痛。但以后在波士顿演示拔牙时,却因过早拿走气囊而失败了。患者躁动并呻吟,这使N_2O的应用受挫。

1842年,美国Crawford Williamson Long(1815—1878)首次应用乙醚麻醉进行手术,但因他住处偏僻且当时未发表研究成果,故未公诸于世。直到1849年他才在《南方医学外科》杂志上发表文章,描述了他曾在1842年3月30日用乙醚麻醉为一名的年轻患者切除了颈部肿块[2]。为了纪念Crawford Long完成的世界第一例真正意义上的全身麻醉,美国将每年3月30日法定为国家医生节(National Doctor's Day)。

曾在哈佛大学医学院学习的Willam T. G. Morton(1819—1968)是Wells的学生和助手,受到Wells的启发,他去请教老师、哈佛大学化学教授Charles A. Jackson。Jackson教授曾研究乙醚并被乙醚麻醉过,他建议用乙醚代替氧化亚氮。Morton用乙醚在宠物、本人身上实验成功。1846年9月30日他成功地在乙醚麻醉下为Eben Frost拔出了坏牙。这引起了麻省总医院优秀的年轻外科医生Henry Bigelow的注意,他安排了进行乙醚麻醉公开演示的时间与地点。

1846年10月16日在麻省总医院演示乙醚麻醉进行外科手术。手术由68岁的外科主任John Collins Warren主刀,在患者George Abbott(他此前与Morton并未谋面)坐位切除颈部血管瘤和粗大扭曲的静脉。Abbott仅在手术快结束时才感到微痛。手术获得了成功,乙醚麻醉迅速风靡全世界。

乙醚麻醉的成功被认为是近代麻醉学的开端,被认为是外科手术史上的三大里程碑之一,麻醉从此进入了历史的新纪元。

但自乙醚以后,虽有众多物质被推荐、试用,却没有一种成为吸入麻醉药,直至氟烷被应用于临床麻醉(图1)。

2.2 静脉麻醉药 1872年,给患者实施水合氯醛静脉麻醉,水合氯醛成为第一个静脉麻醉

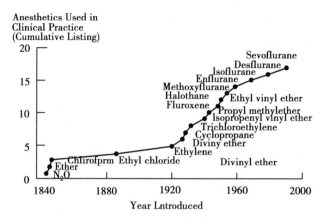

图1 吸入麻醉药应用临床年代

药。随后,环己巴比妥于 1923 年,硫喷妥钠于 1933 年,丙泮尼地于 1956 年,羟丁酸钠于 1956 年,氯胺酮于 1965 年,依托咪酯于 1972 年,丙泊酚于 1977 年应用于临床麻醉。

2.3 局部麻醉药 1644 年有人记载了他咀嚼古柯叶减轻牙痛的情况。1856 年从古柯叶中分离出生物碱,命名为可卡因。直到 1884 年,Carl Koller 才把可卡因用于眼科表面麻醉。这是第一个局部麻醉药。

1905 年,发现普鲁卡因。丁卡因于 1930 年,利多卡因于 1944 年,布比卡因于 1960 年,罗哌卡因于 1988 年应用于临床。

2.4 肌肉松弛药 1935 年,King 从筒箭毒中分离出氯化筒箭毒碱;1942 年将其作为肌松药用于临床。筒箭毒碱是第一个非去极化肌松药。

1951 年,证明琥珀胆碱为短效肌松药,同年将其用于临床,成为去极化肌松药的代表。

随后,泮库溴铵、阿曲库铵、维库溴铵、罗库溴铵等非去极化肌松药逐渐成为肌松药的主角。

3 现代麻醉药理学(1956—)

氟烷应用于临床麻醉。

3.1 吸入麻醉药 20 世纪 50 年代,多种自然科学、包括化学、医学、药理学已发展得非常充分。静脉麻醉药、局部麻醉药、肌松药、镇痛药等已经发现,临床麻醉学也有了长足的发展。

人们早已知道烃化物卤素化后可提高分子稳定性、降低可燃性。但直到 1956 年氟烷才应用于临床麻醉。与乙醚相比,氟烷没有刺激性气味、不易燃易爆、高效、低毒,曾风靡一时。随后,甲氧氟烷、恩氟烷、异氟烷、七氟烷等一系列含氟吸入麻醉药(或称氟化吸入麻醉药、现代强效吸入麻醉药)应用于临床麻醉,开启了现代麻醉药理学。

3.2 中药麻醉 1970 年,徐州医学院附属医院麻醉科的王延涛医师发明了"中药麻醉"。他根据古方,自己用洋金花、乌头、川芎、当归等煎服,睡了 9 个小时。后给手术患者试用成功。以后制作了流浸膏冲剂,再制成复方洋金花针剂,供肌肉和静脉注射。开始称复方洋金花麻醉,后改称"中药麻醉",并在全国推广。两年时间在徐州召开了两次全国中药麻醉现场交流会,全国共开展了四万六千余例中药麻醉手术。随后,办起了《中麻通讯》(图2),交流信息。"中药麻醉"在全国普遍应用。

经进一步研究表明,中药麻醉的主要药物是洋金花,洋金花的主要有效成分是东莨菪碱。

1978年3月王延涛光荣地出席了"科学的春天"--第一届全国科学大会。他发明的中药麻醉获得了科技大会奖,受奖者集体:徐州医学院(图3)。

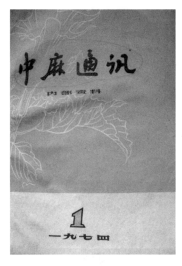

图2 内部刊物《中麻通讯》

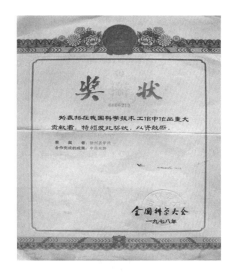

图3 全国科技大会奖

此外,国内学者还研制了其他麻醉药物(如中药肌松药汉肌松等),不再一一列举。

由于"中药麻醉"有麻醉效能不强、渗血较多、苏醒缓慢等缺点,再加上氟烷、丙泊酚、普鲁卡因静脉复合麻醉等的应用,"中药麻醉"逐渐衰落,接近淘汰。

3.3 成立麻醉药理学教研室 1986年徐州医学院在国内率先开办麻醉学本科专业,组建了麻醉药理学教研室。于是,我国有了从事麻醉药理学研究的专职药理学工作者。

由于以往的麻醉药理学知识主要由化学和麻醉学工作者获得,药理学工作者很少参与。为引领药理学家介入麻醉药理学研究,2010年,中国药理学会麻醉药理学专业委员会(简称麻醉药理学会)成立(图4)。一批药理学家和麻醉学家互相学习、取长补短,共同推动麻醉药理学的发展。首届主任委员由徐州医学院戴体俊教授担任,8位副主任委员中有5位药理学家、3位麻醉学家。2014年,学会换届,戴体俊教授连任主任委员,10位副主任委员中有药理学家、麻醉学家各5位。几年来,经过大家的努力,学会已发展到200人左右,还成立了49人的青年委员会。河南成立了第一个省级麻醉药理学专业委员会。学会每年召开一次全国学术会议。已组织出版了2012、2014、2015、2016年4本《麻醉药理学进展》,《简明药理学》、《麻醉学基础》、《麻醉机能实验学》第二版(图5)。《实用麻醉药理学》、《麻醉药理实验方法学》也在编写之中。现今学会已初具规模,规章制度也在不断完善之中。

3.4 麻醉药理学教科书 但自乙醚应用百余年来,麻醉药理学却没能形成独立的学科。由于既往的麻醉药理学知识主要由麻醉学家和化学家取得,药理学家很少参与,故一般药理学著作中,麻醉药理学知识少而陈旧。直到近30年左右,国外才有麻醉药理学的专著问世。

3.4.1 本科教材

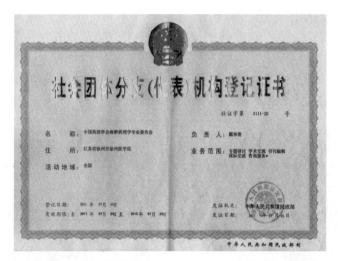

图4 中国药理学会麻醉药理学专业委员会登记证书

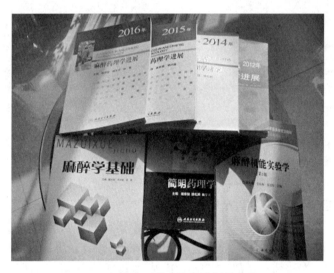

图5 麻醉药理学会编写的部分著作

3.4.1.1 理论教材 1986年徐州医学院在国内率先开办了麻醉学本科专业,组建了麻醉药理学教研室,出版了戴体俊主编的《麻醉药理学》讲义(内部印刷),其后又出了修订版。

随着全国设置麻醉学专业的院校越来越多,便在1990年由中国医药科技出版社正式出版了全国麻醉学专业试用教材《麻醉药理学》(郑斯聚,段世明主编)。

经几年试用,1996年由上海科学技术文献出版社出版了段世明教授和郑斯聚主任医师主编《麻醉药理学》(图6)。

2000年,包括段世明教授主编的《麻醉药理学》(图7)在内的麻醉学专业教材(一套7册)被教育部列为"面向21世纪课程教材",由人民卫生出版社出版。

2006年戴体俊主编出版了第2版《麻醉药理学》(图8)。2011年人民卫生出版社出版了戴体俊、喻田主编的《麻醉药理学》第3版(图9)。2016年,由喻田、王国林主编的《麻醉药理学》第4版由人民卫生出版社出版(图10)。

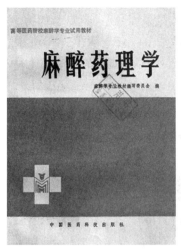 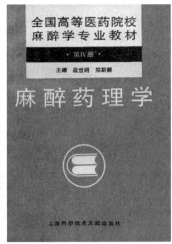 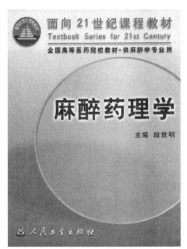

图6　麻醉药理学试用教材　　　　　　图7　《麻醉药理学》第1版

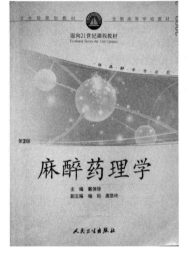 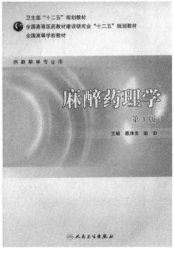 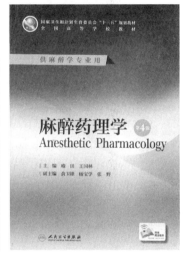

图8　《麻醉药理学》第2版　　　图9　《麻醉药理学》第3版　　　图10　《麻醉药理学》第4版

3.4.1.2　实验教材　在实验教学方面,2006年人民卫生出版社出版了戴体俊主编的《麻醉药理学实验指导与习题集》(图11),是国内第一本正式出版的麻醉药理学实验教材。

为适应教学改革的需要,国内普遍把生理学、药理学和病理生理学的实验课综合改革为机能实验学。考虑到麻醉学专业的特点,我们学习兄弟院校的经验,把融合的课程由3门扩大为7门(除生理学、病理生理学、药理学外,增加了麻醉生理学、麻醉药理学、危重病医学和临床麻醉学),并突出麻醉学特色以及基础和临床的结合,命名为"麻醉学专业机能实验学"。

"麻醉学专业机能实验学"课程共分三部分。第一部分为机能实验学基础,主要介绍机能实验学的基本知识和技能;第二部分为综合性实验,即精选7门课程中的代表性实验,重新组合,设计成跨学科的综合性实验;第三部分为探索性实验,在教师指导下,学生自行选题、自行设计、自行完成课题(相当于小科研),安排在学生完成第一、二部分的学习、有一定基础之后进行。目的是让学生经历一次初步科研工作的实践,提高综合素质、自学能力、动手操作能力、科学思维能力、语言及文字表达能力、协调公关能力等。这一改革旨在培养本科生的实践、创新能力,纠正传统医学教育忽视科研教育的弊病。因传统医学教育只有毕业实习,没有毕业论文、毕业设计。

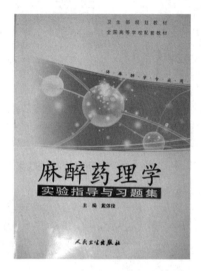

图11 《麻醉药理学实验指导与习题集》

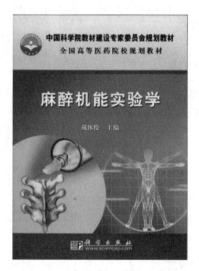

图12 《麻醉机能实验学》第1版

迄今,徐州医学院本科生以第一作者已在省级及以上刊物发表科研论文百余篇。

2009年科学出版社出版了戴体俊主编的《麻醉机能实验学》(图12)。2011年《麻醉机能实验学》被评为江苏省精品教材(图13)。在增加国内几家麻醉学专业办得较好的院校专家后,科学出版社于2016年出版了《麻醉机能实验学》第2版。

3.4.2 研究生教材 我国各单位一般招收麻醉学专业研究生数量较少,缺乏多学科的联合培养,培养的随意性较强、差异较大。同时,麻醉科医师也希望有一本较为全面的参考书。

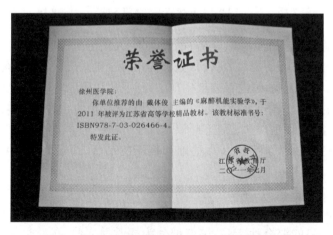

图13 《麻醉机能实验学》被评为省精品教材证书

徐州医学院从 1985 年开始招收麻醉学专业研究生。麻醉学专业研究生招生日益增多，近几年已达每年 70 名左右。徐州医学院原麻醉学系主任（现为该校麻醉学院名誉院长）曾因明教授提议开设"麻醉学基础"课程,编写《麻醉学基础》教材,集中讲授麻醉学的"基础"问题,由戴体俊教授负责。当时请我院麻醉学系的有关教师参加编写。初版经两年试用后,又编写了第 2 版,由戴体俊、曾因明任主编（内部印刷）。2006 年"麻醉学基础"课程被江苏省学位办公室评为"江苏省优秀研究生课程"。2013 年,经进一步增添、修改后由第二军医大学出版社出版（图 14）。

麻醉学专业研究生需要的基础课程主要有麻醉学专业本科生的 7 门课（麻醉设备学、麻醉解剖学、麻醉生理学、麻醉药理学、危重病医学、疼痛诊疗学、临床麻醉学）的共性与提高,再加上水电平衡、血气分析以及脑、心、肺保护等临床基本问题。删去了与本科教材重复较多的药物依赖性。为满足研究生的科研需要,这次还邀请了其他专家,增加了免疫学基础、文献检索、统计学、统计软件等内容。希望这本书也能成为麻醉学医师的参考书。

3.4.3　麻醉护理教材　为培养麻醉护士,在护理学专业中试设了"麻醉专科方向"。由戴体俊主编,药理学家、麻醉学家、护理学家共同参与,编写了供"护理学专业麻醉专科方向"专业方向使用的《药理学》,2009 年由人民卫生出版社出版（图 15）。该书第一次把普通药理学与麻醉药理学有机地融为一体,为麻醉护理的教学、为以后把普通药理学与麻醉药理学有机地融为一体的"二合一"改革打下了基础。

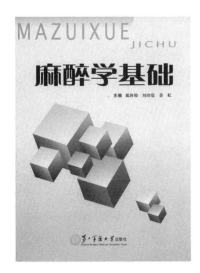

图 14　研究生用《麻醉学基础》

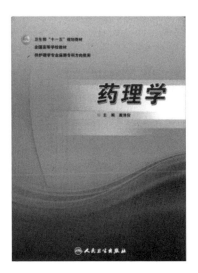

图 15　护理学专业麻醉专科《药理学》

以上只是对麻醉药理学史的极为粗浅、概括的描述,亟待大家充实、修正和提高。相信,通过麻醉学、药理学两只学术队伍的通力合作,中西医工作者及相关科学工作者的共同努力,具有中国特色的麻醉药理学必将傲然挺立于世界麻醉药理学之林!

参 考 文 献

[1] Davy H:Researches Chemicai and Philosophical Chiefly concerning Nitrous Oxide or Dephlogisticated Nitrous Air,and Its Respiration. Bristol,Biggs and Cottle,1800,pp1-580.

[2] Long C:An Account of the first use of sulphuric ether by inhalation as an anaesthetic in surgical operations. South Med Surg J,5:705-713,1849.

[3] Bigelow HJ:Insensibility during surgical operations produced by inhalation. Boston Med Surg J,35:309-317, 379-382,1846.